春到人间草木知

万芾绘画作品集

万　芾　绘

上海交通大学出版社
SHANGHAI JIAO TONG UNIVERSITY PRESS

内容提要

《春到人间草木知——万芾绘画作品集》收录了艺术家万芾女士精心创作的三十幅以药用植物为题材的水墨作品，包括人参、曼陀罗、射干、桔梗、满山红、萱草、贝母等中国传统中医普遍使用的药材。作品不仅细腻生动，而且极富神韵。在画册中，除了整体展示每件画作外，还对其中部分作品细节进行放大处理，便于绘画爱好者和学习者细致体味笔墨意趣。书中的文字部分是对药用植物的解说，多取自中国传统药学典籍，图文并茂，具知识性与审美价值。本书适合美术爱好者和有志于研习中国传统中医学的读者阅读。

图书在版编目（CIP）数据

春到人间草木知：万芾绘画作品集/万芾绘．--
上海：上海交通大学出版社，2023.5
ISBN 978-7-313-28633-8

Ⅰ．①春… Ⅱ．①万… Ⅲ．①药用植物—中国—画册
Ⅳ．① R282.71-64

中国国家版本馆 CIP 数据核字（2023）第 083604 号

春到人间草木知——万芾绘画作品集
CHUNDAORENJIAN CAOMUZHI
WANFU HUIHUAZUOPINJI

绘　　者：万　芾
责任编辑：彭亚星
装帧设计：孙豫苏
监　　印：徐千惠
出版发行：上海交通大学出版社　　地　　址：上海市番禺路 951 号
邮政编码：200030　　电　　话：021-64071208
印　　制：上海雅昌艺术印刷有限公司　　经　　销：全国新华书店
开　　本：787mm × 1092mm　1/16　　印　　张：9.25
字　　数：72 千字
版　　次：2023 年 5 月第 1 版　　印　　次：2023 年 5 月第 1 次印刷
书　　号：ISBN 978-7-313-28633-8
定　　价：398.00 元

序

“神农尝百草，始有医药”。在中华民族绵延五千年之久的历史中，本草流芳，庇佑了无数的华夏子孙。医圣张仲景，整理古今草药，写下《伤寒杂病论》；药王孙思邈，穿山越岭，有了《千金方》；李时珍走遍大江南北，耗费三十年写出《本草纲目》。杏林典籍浩如烟海，岐黄名家灿若星辰，集中闪耀着中华民族的博大智慧之光。

在当代中国画坛，万芾是以工笔花鸟画传承中华优秀传统文化的代表人物。她 1987 年毕业于浙江美术学院（现中国美术学院），早年便开始接触宋代工笔花鸟画，后又研习南宋院体画家李迪、明代院体画家吕纪等名家作品，对传统花鸟画有较为深入的理解。她的画作色彩丰富，构图现代而不失传统韵味，具有很强的艺术感染力和生命力，对传统花鸟画做了当代审美的新开拓。

草木有灵，诗画传情。作为上海交通大学程及美术馆思源丹青系列展之首展，“春到人间草木知——万芾绘画作品展”以中国传统艺术形式再现中国古籍经典，让源远流长、博大精深的中医药文化在今天演绎出新的时代内涵。展览以“本草”为主线，由画家在《本草纲目》中精心挑选了三十种药用植物绘制而成。人参、芍药、薄荷、丁香、黄芩，一枝一蔓，一花一蕾，一草一木，在画家笔下鲜活灵动，意趣蕴含。同时，著名篆刻家裘国强应邀为三十件药用植物绘画作品篆刻了名章，可谓珠联璧合，交相辉映。值得一提的是，展览中名为《南洋公学》《上海交通大学图书馆》的两幅画作，是画家专门为上海交通大学所作。著名书法家张森为画作《上海交通大学图书馆》题写了交大校训“饮水思源”，寄托了艺术家们对这座百年高等学府的美好祝愿。

律回岁晚冰霜少，春到人间草木知。期待本次展览让交大师生在享受中国传统绘画艺术独特美学的同时，更加直观地感受中医药的文化魅力和科学价值，为厚植交大师生文化自信自强作出更大贡献。

上海交通大学党委常委、副校长

张安胜

2023 年 3 月

目　录

CONTENTS

春到人间草木知

李时珍曰：天造地化而草木生焉。刚交于柔而成荄，柔交于刚而成枝干。叶萼属阳，华实属阴。由是草中有木，木中有草。……木乃植物，五行之一。性有土宜，山谷原隰。肇由气化，爰受形质。乔条苞灌，根叶华实。坚脆美恶，各具太极。色香气味，区辨品类。

《淮南子》云：神农尝百草之滋味，一日而遏七十毒，由是医方兴焉。《帝王世纪》云：黄帝使岐伯尝味草木，定《本草经》，造医方以疗众疾。乃知本草之名，自黄帝始。盖上古圣贤，具生知之智，故能辨天下品物之性味，合世人疾病之所宜。

从张仲景《伤寒杂病论》到孙思邈《千金方》，再到集中国药学大成的李时珍《本草纲目》，将颇具神秘色彩的药用植物以释名、集解、气味、主治、修治、发明、附方等方式——展现在世人面前，造福人类。女药学家屠呦呦在20世纪70年代从东晋葛洪《肘后备急方》“青蒿一握，以水二升渍，绞取汁，尽服之”中得到启示，成功从青蒿中发掘出青蒿素，从而挽救了数以百万计疟疾感染者的生命。青蒿素也是中国第一个被世界公认的创新药物。2015年，屠呦呦因为“在寄生虫疾病治疗研究方面取得的成就”成为中国首位获诺贝尔生理学或医学奖的科学家。

国人对一草一木素来喜欢寄予美好的愿望。“草木知春”“一叶知秋”“感时花溅泪，恨别鸟惊心”……牡丹被誉为国色天香，水仙被称作凌波仙子，梅、兰、竹、菊更是被历代文人墨客奉为“四君子”，成为他们的精神寄托与象征。“百谷以养其生，百草以治其病。”牡丹、水仙、芍药、月季、丁香、杏、桃、葡萄、银杏等既是观赏性的草本植物、水果食物、树木，同时它们又是中华医学宝库里治病救人的珍贵药材。

海上女画师万芾女士，以工笔花鸟著称。其潜心绘画艺术数十载，笔下花鸟姹紫嫣红，千形万态，无不栩栩如生。2021年，其历时多年创作的百花百鸟在中国花博会甫一问世，轰动画坛。今万芾精心挑选了三十种药用植物，既有人们熟悉的人参、芍药、薄荷、鸢尾、丁香，也有人们尚不甚知晓的黄芩、射干、使君子、苜蓿等。这些看似普通的草木在万芾的作品中清新明丽，纯粹温润，别有一番情趣和韵味，都被赋予了新的生命，从而使传统的工笔花鸟画绽放异彩。名篆刻家裘国强应邀为三十件药用植物绘画作品篆刻了名章并——予以钤盖，可谓是珠联璧合，锦上添花。

费滨海

2023年1月31日于沪上

甘草

Glycyrrhiza uralensis

［释名］此草最为众药之主，经方少有不用者，犹如香中有沉香也。国老，即帝师称，虽非君而为君所宗，是以能安和草石而解诸毒也。

集解

豆科。多年生草木，根为根状茎，粗壮，有甜味。奇数羽状复叶。小叶 5 ~ 17 枚，卵形。夏季开花，花冠蝶形，紫色，总状花序。

春生青苗，高一、二尺，叶如槐叶，七月开紫花似奈冬，结实作角子如毕豆。根长者，三、四尺，粗细不定，皮赤色，上有横梁，梁下皆细根也。采得，去芦头及赤皮，阴干用。

甘草外赤中黄，色兼坤离；味浓气薄，资全土德。协和群品，有元老之功；普治百邪，得王道之化。赞帝力而人不知，敛神功而己不与，可谓药中之良相也。

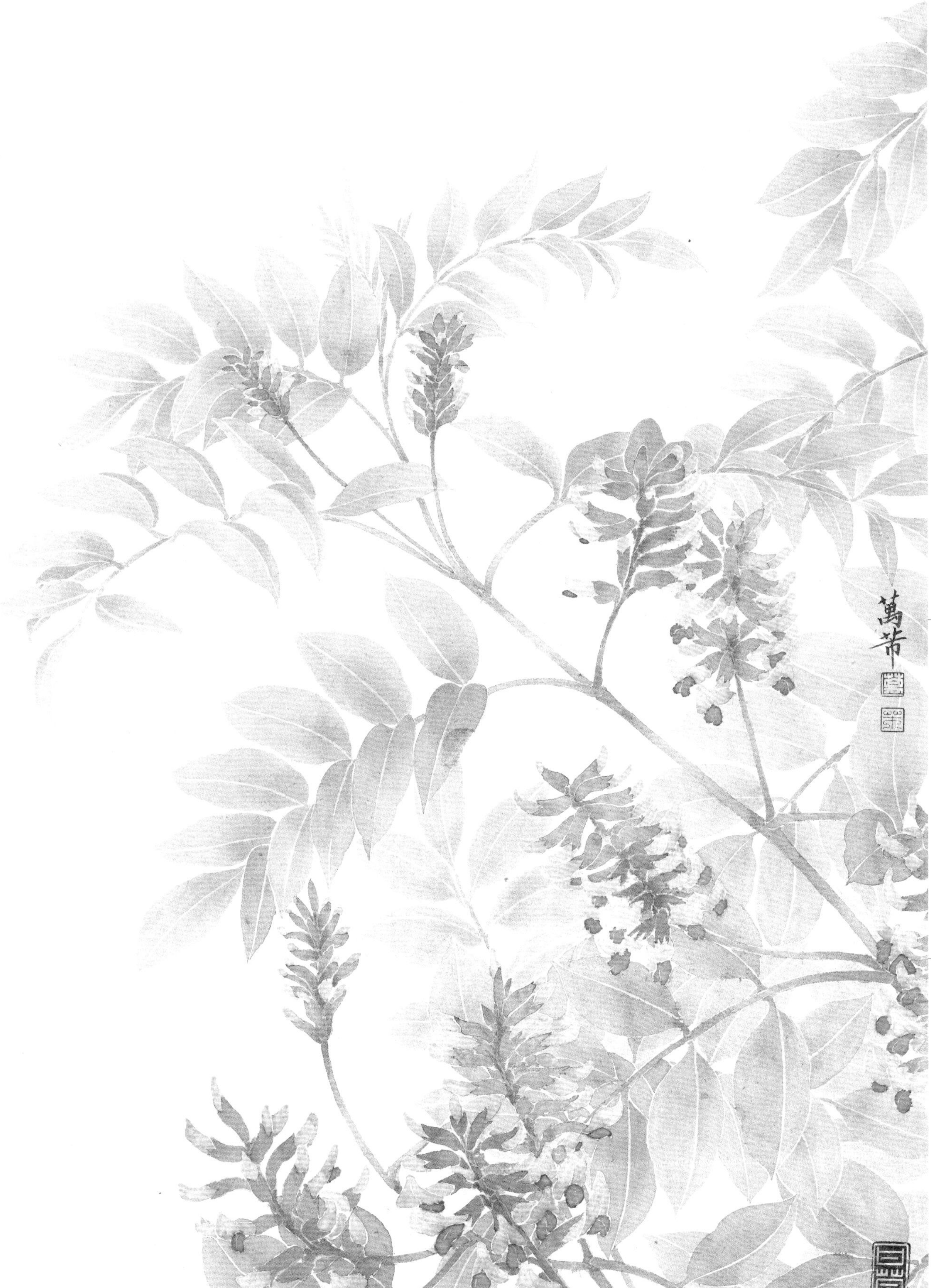

甘草 Glycyrrhiza uralensis

甘草

Glycyrrhiza uralensis

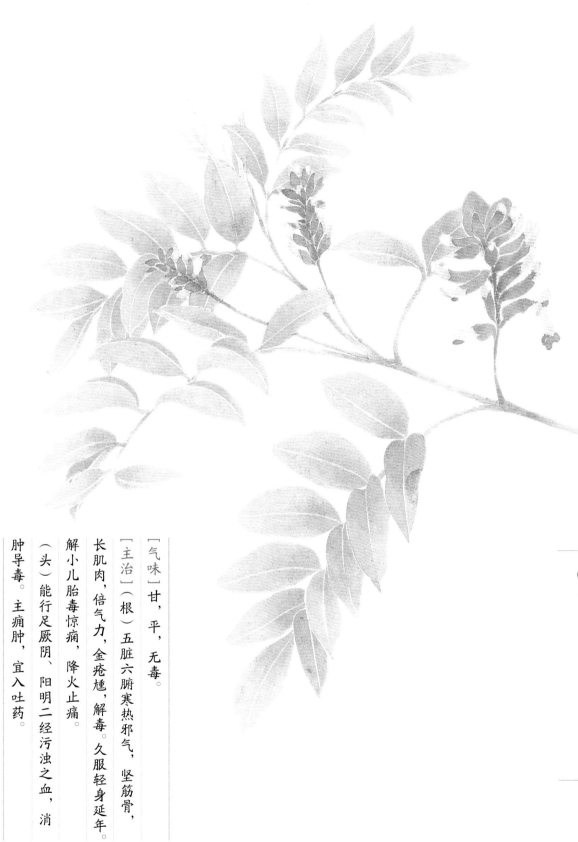

〔气味〕甘，平，无毒。

〔主治〕（根）五脏六腑寒热邪气，坚筋骨，长肌肉，倍气力，金疮尰，解毒。久服轻身延年。

解小儿胎毒惊痫，降火止痛。

（头）能行足厥阴、阳明二经污浊之血，消肿导毒。主痈肿，宜入吐药。

人参

Panax ginseng

[释名]人蓡年深，浸渐长成者，根如人形，有神，故谓之人蓡、神草。

集解

五加科。多年生草本。有纺锤形或圆柱形的肉质根，根状茎（芦头）很短，多不明显。掌状复叶，3 ~ 6 枚轮生茎顶，小叶 3 ~ 5 枚，椭圆形。初夏开花，花小，淡黄绿色，伞形花序单个顶生。果实扁球形，红色。

春生苗，多于深山背阴，近椵漆下湿润处。初生小者三、四寸许，一桠五叶；四、五年后生两桠五叶，未有花茎；至十年后生三桠；年深者生四桠，各五叶。中心生一茎，俗名百尺杵。三月、四月有花，细小如粟，蕊如丝，紫白色。秋后结子，或七、八枚，如大豆，生青，熟红，自落。

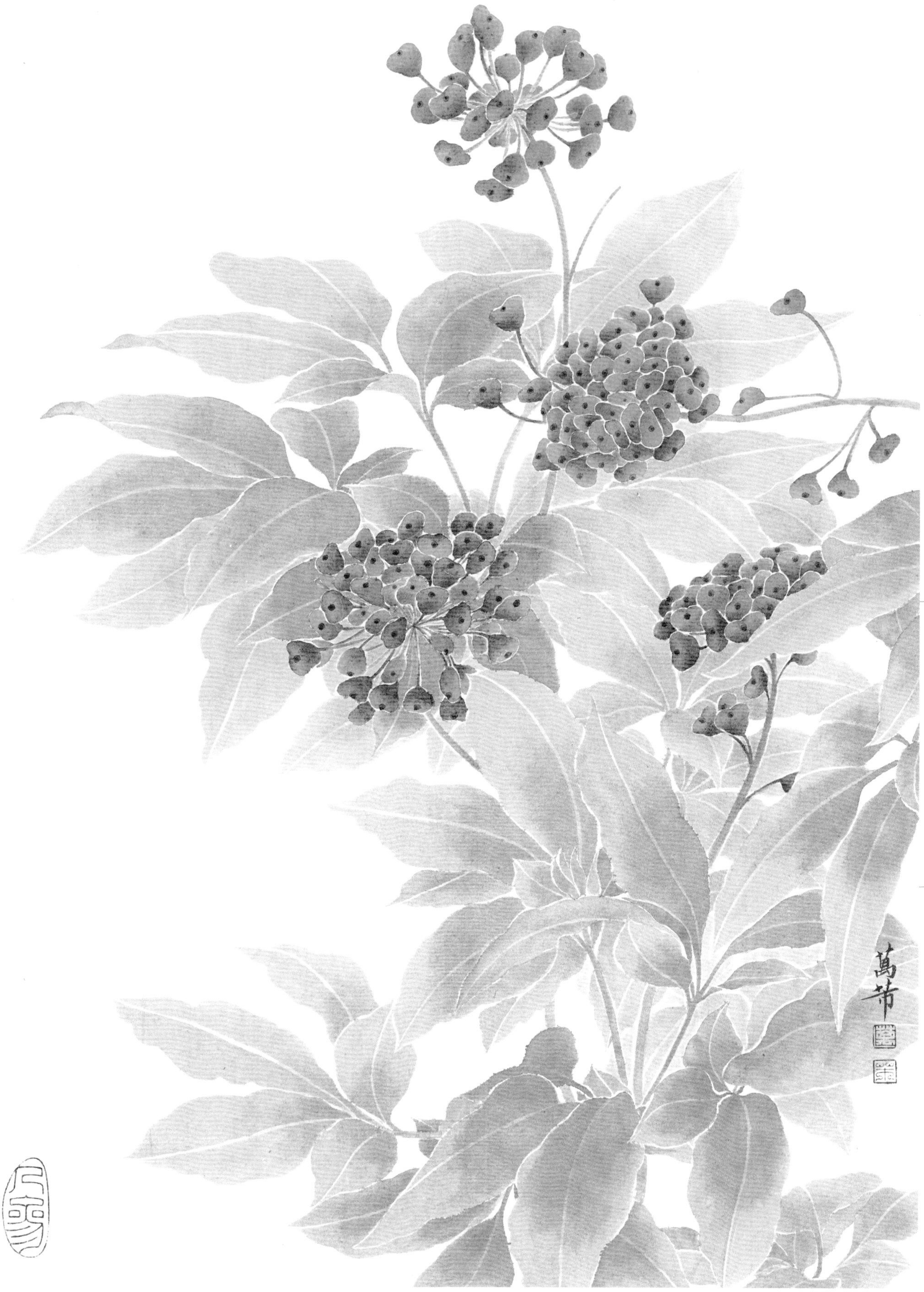

人参 Panax ginseng

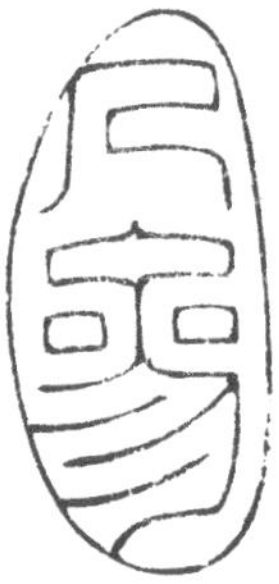

人参

Panax ginseng

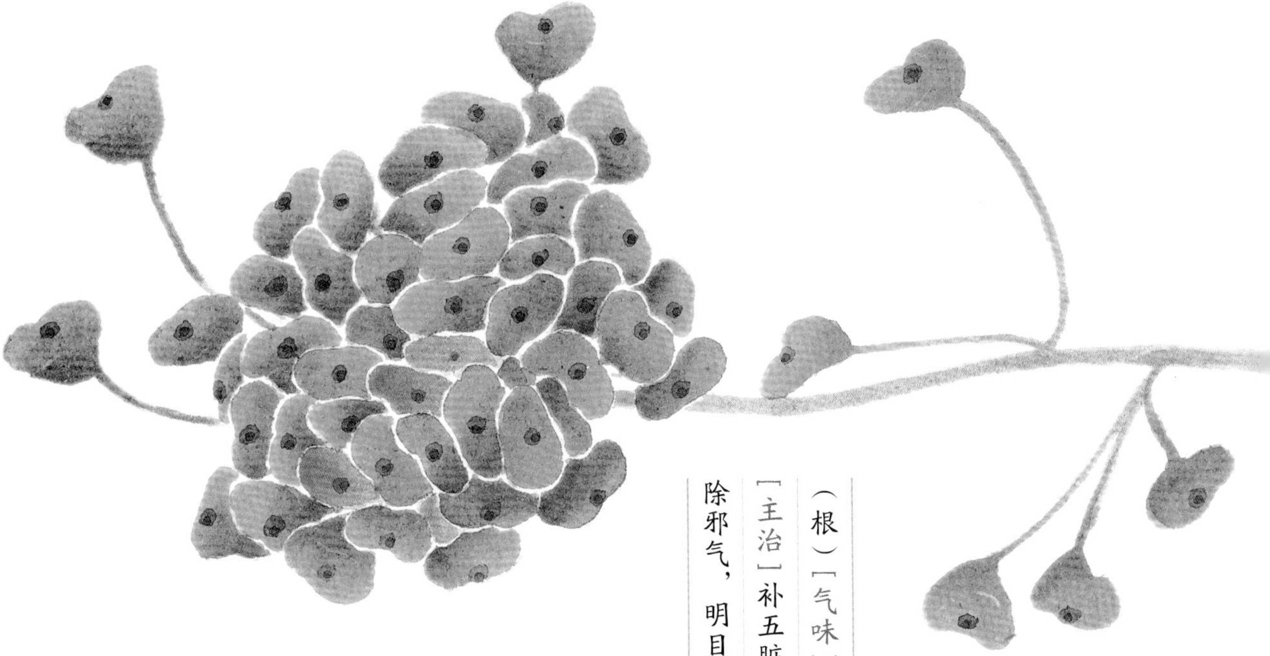

（根）［气味］甘，微寒，无毒。

［主治］补五脏，安精神，定魂魄，止惊悸，除邪气，明目开心益智。久服轻身延年。

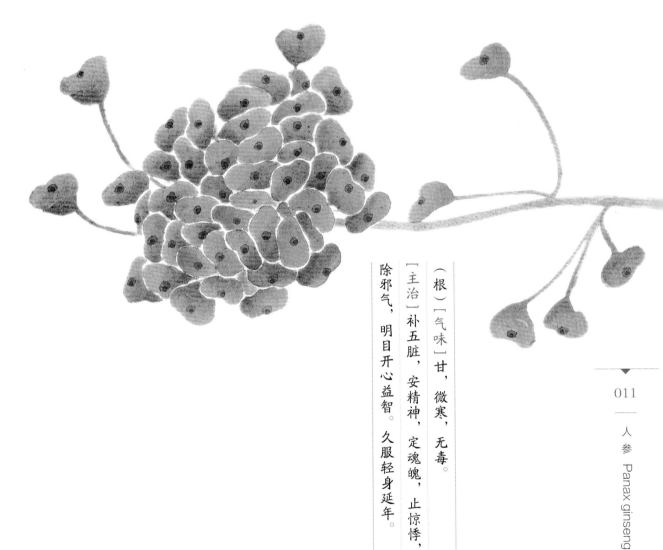

桔梗

Platycodon grandiflorum

[释名] 此草之根结实而梗直，故名。

集解

桔梗科。多年生草木。根肉质，圆锥形。叶卵形至卵状披针形，通常每节轮生 3 ~ 4 枚。秋季开花，花蓝紫色，钟状。

根如指大，黄白色。春生苗，茎高尺余。叶似杏叶而长椭，四叶相对而生，嫩时亦可煮食。夏开小花紫碧色，颇似牵牛花，秋后结子。八月采根，其根有心，若无心者为荠苨。关中所出桔梗，根黄皮，似蜀葵根。茎细，青色。叶小，青色，似菊叶也。

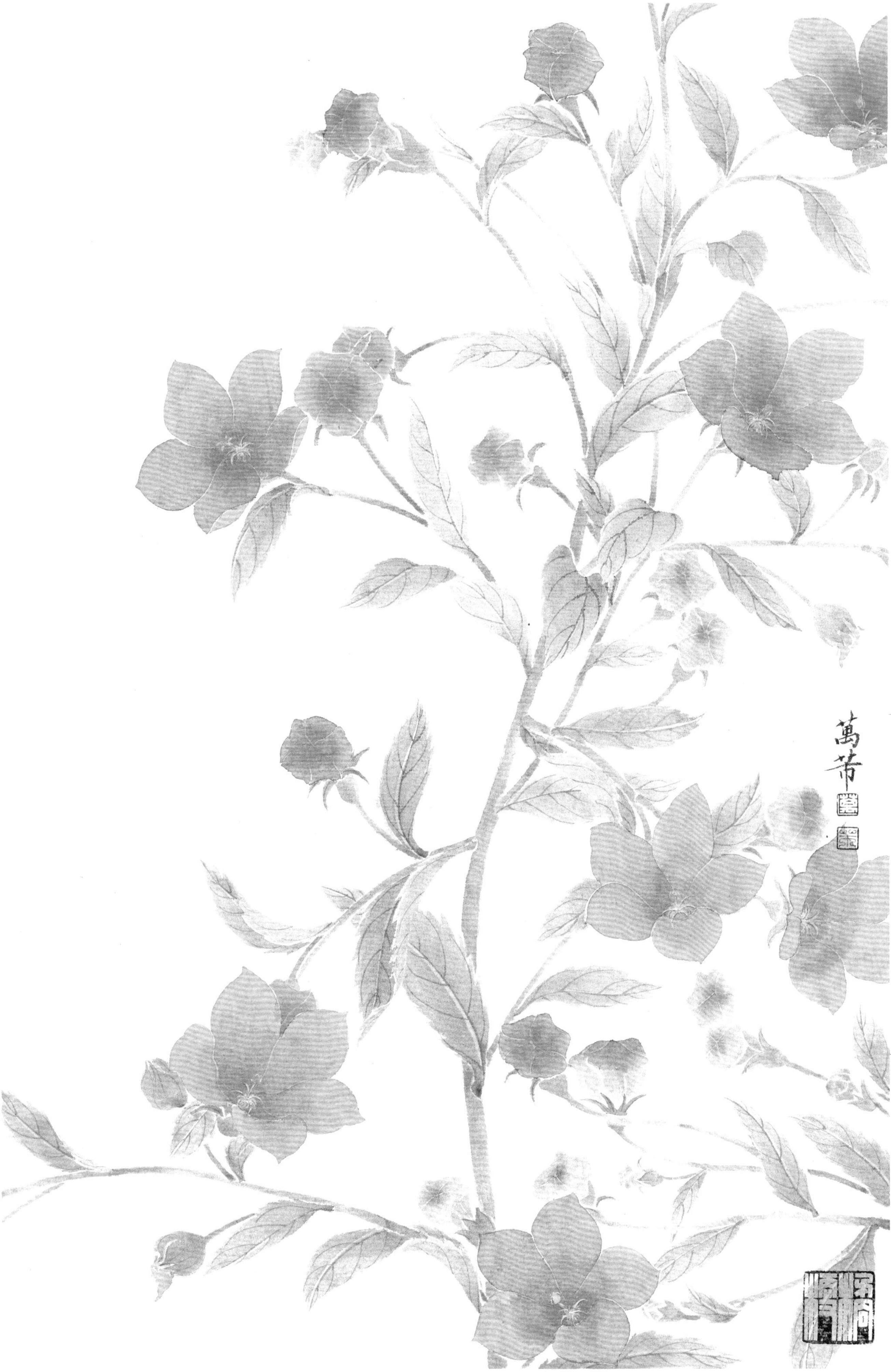

桔梗 Platycodon grandiflorum

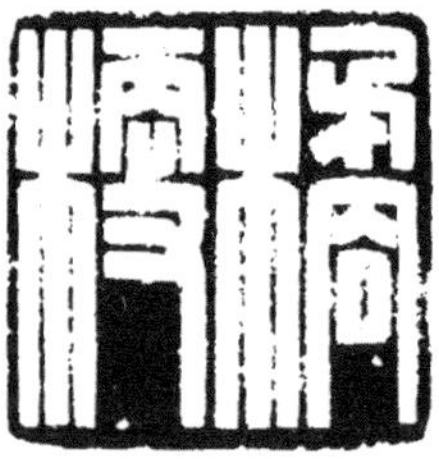

桔梗

Platycodon grandiflorum

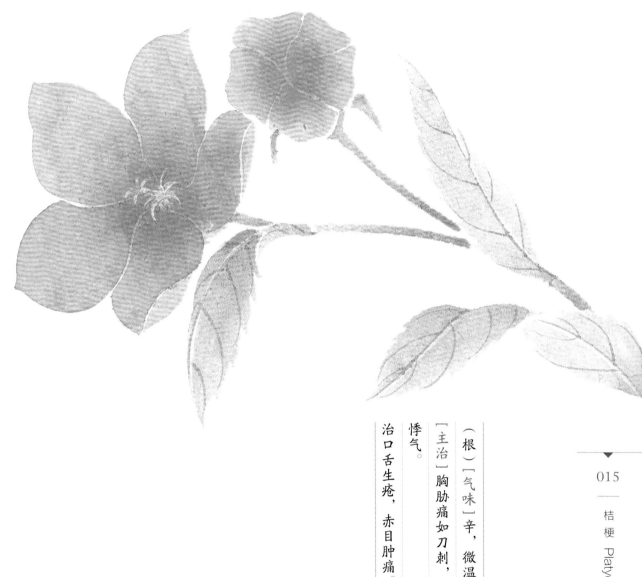

（根）［气味］辛，微温，有小毒。

［主治］胸胁痛如刀刺，腹满肠鸣幽幽，惊恐悸气。

治口舌生疮，赤目肿痛。

黄芩

Scutellaria baicalensis

[释名] 芩《说文》作菳，谓其色黄也。或云芩者黔也，黔乃黄黑之色也。宿芩乃旧根，多中空，外黄内黑，即今所谓片芩，故又有腐肠、妒妇诸名。妒妇心黯，故以比之。

集解

唇形科。多年生草本。根肥大，圆柱形。茎方形，基部分枝。叶对生，披针形。夏季开花，花唇形，蓝色，顶生总状花序。

苗长尺余，茎干粗如箸，叶从地四面作丛生，类紫草，高一尺许，亦有独茎者，叶细长青色，两两相对，六月开紫花，根如知母粗细，长四五寸，二月、八月采根曝干。

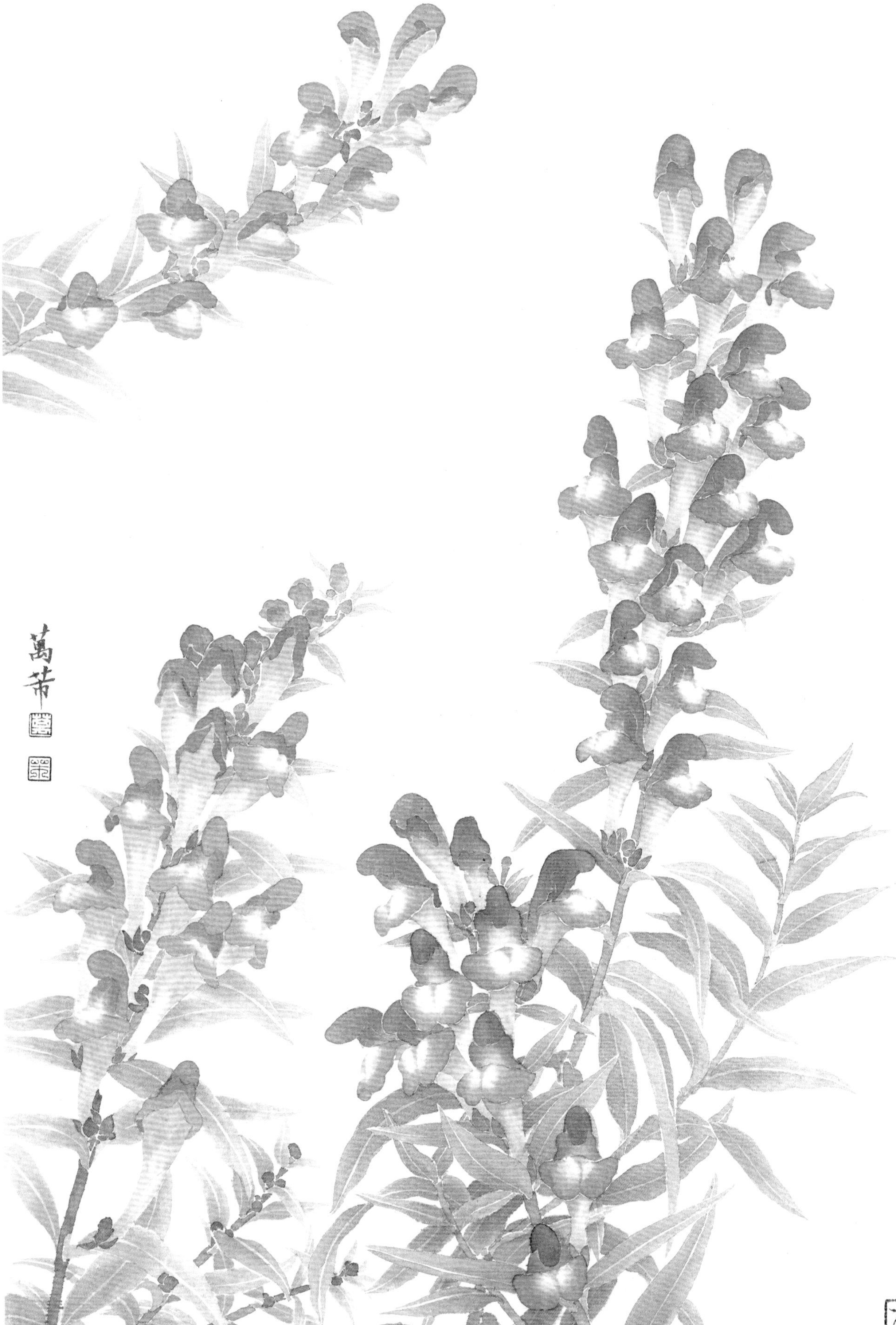

黄 芩 *Scutellaria baicalensis*

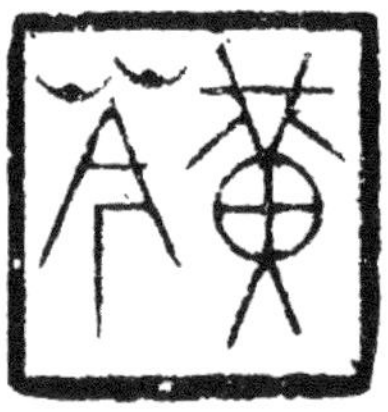

黄芩

Scutellaria baicalensis

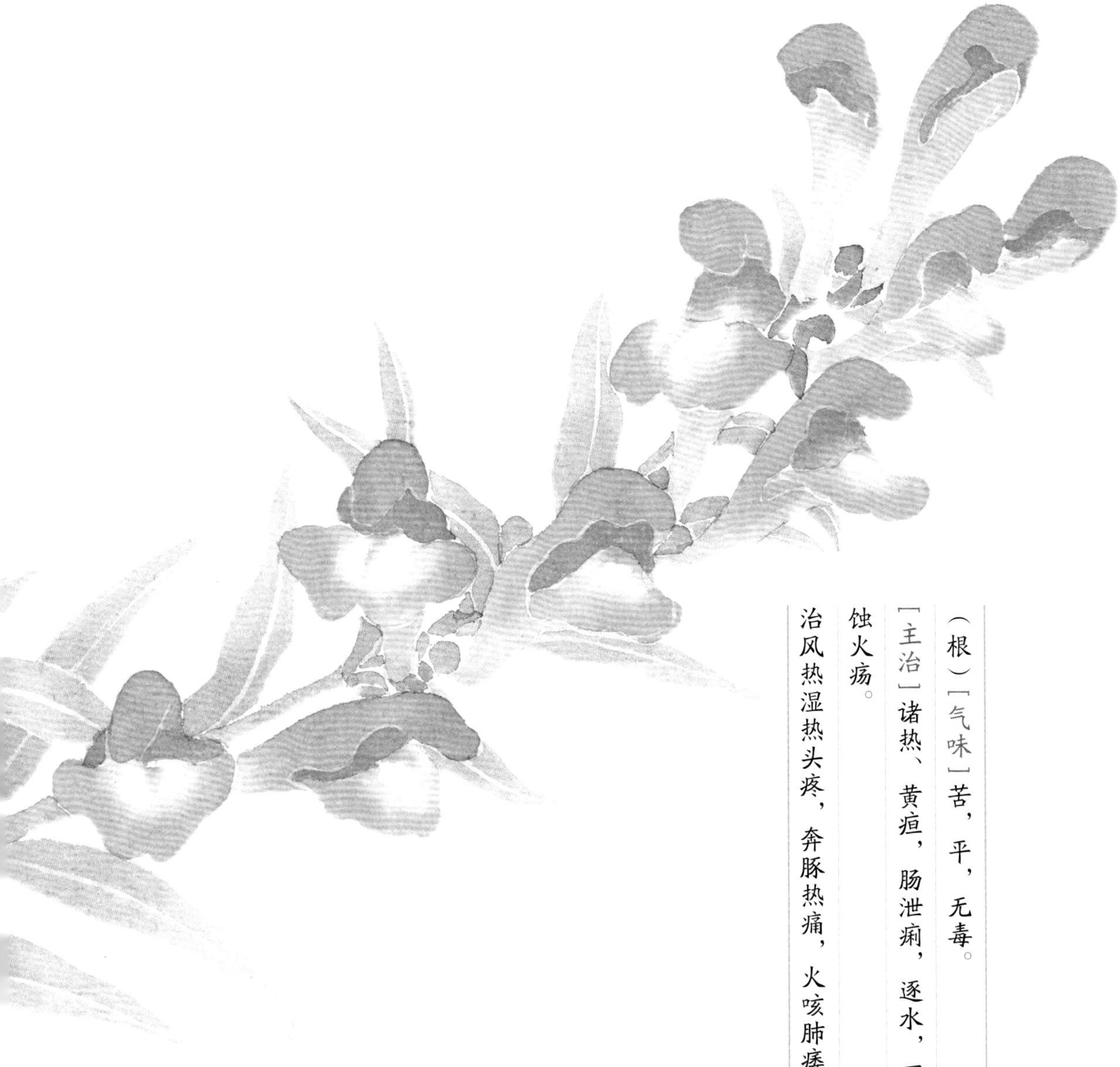

（根）［气味］苦，平，无毒。

［主治］诸热、黄疸，肠泄痢，逐水，下血闭，恶疮疽蚀火疡。

治风热湿热头疼，奔豚热痛，火咳肺痿喉腥，诸失血。

贝母

Fritillaria thunbergli

[释名] 形似聚贝子，故名贝母。

集解

百合科。多年生草本，春生夏萎。鳞茎扁球形。叶下部对生，上部轮生，茎顶的叶片呈线状披针形，先端卷曲如卷须。春季开花，钟状，淡黄绿色，下垂。

二月生苗，茎细，青色。叶亦青，似荞麦叶，随苗出。七月开花，碧绿色，形如鼓子花。八月采根，根有瓣子，黄白色，如聚贝子。

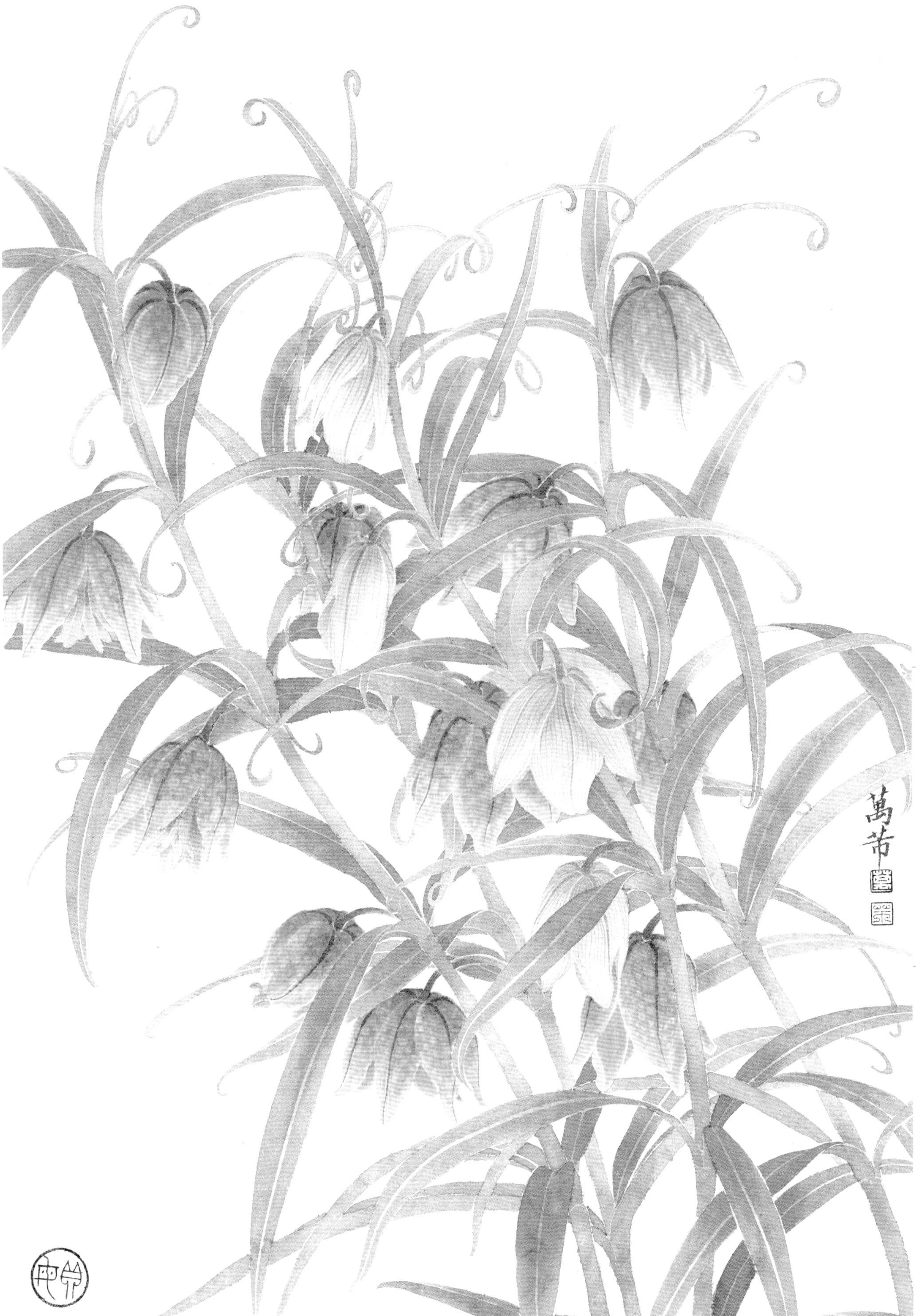

贝母 *Fritillaria thunbergii*

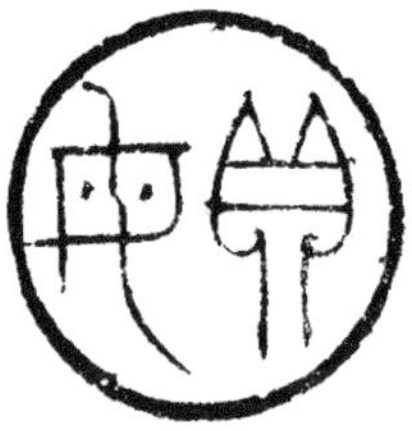

贝母

Fritillaria thunbergli

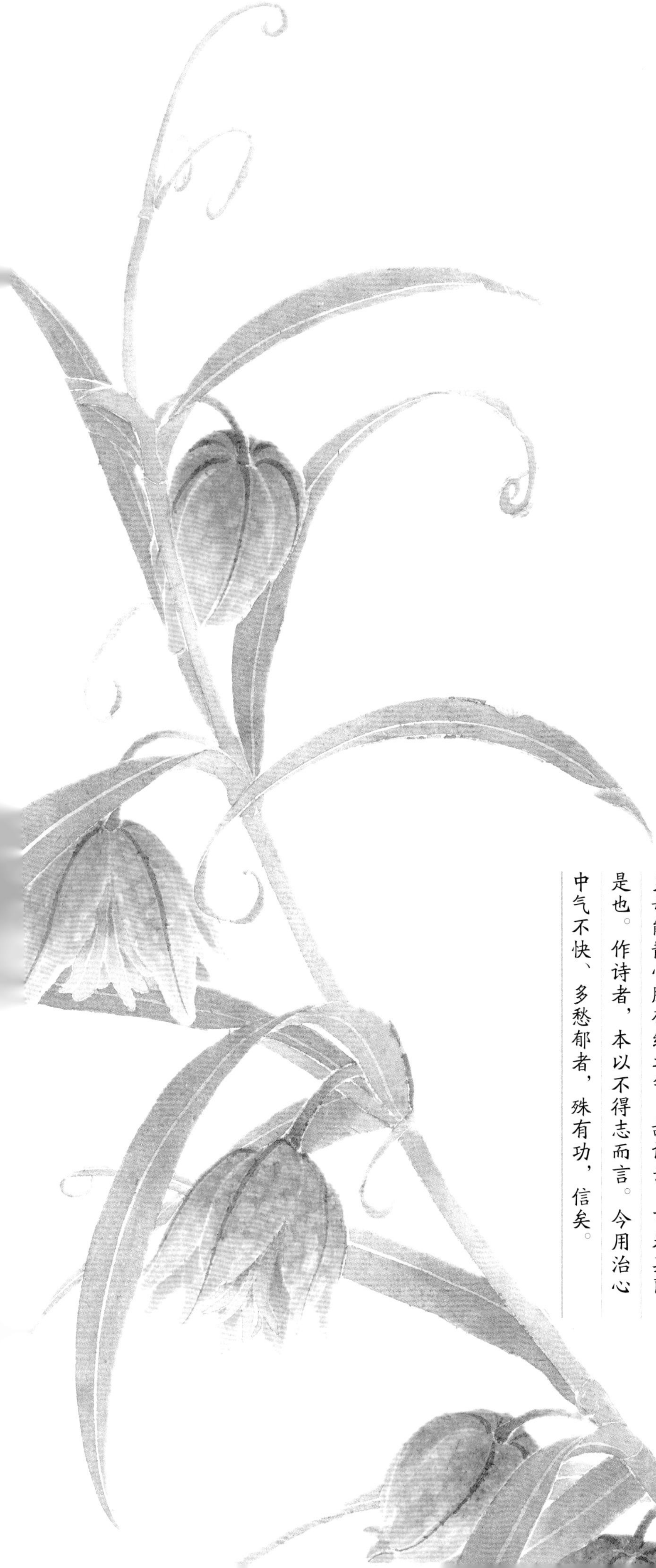

（根）［气味］辛，平，无毒。

［主治］伤寒烦热，淋沥邪气疝瘕，喉痹乳难，金疮风痉。

贝母能散心胸郁结之气，故诗云，言采其莔，是也。作诗者，本以不得志而言。今用治心中气不快、多愁郁者，殊有功，信矣。

龙胆

Gentiana scabra

[释名]叶如龙葵，味苦如胆，因以为名。

集解

龙胆科。多年生草本。叶对生，卵形至披针形，有3～5条主脉。秋季开花，花蓝紫色，聚伞花序顶生。

宿根黄白色，下抽根十余条，类牛膝而短。直上生苗，高尺余。四月生叶如嫩蒜，细茎如小竹枝。七月开花，如牵牛花，作铃铎状，青碧色。冬后结子，苗便枯。俗呼草龙胆。又有山龙胆，味苦涩，其叶经霜雪不凋。

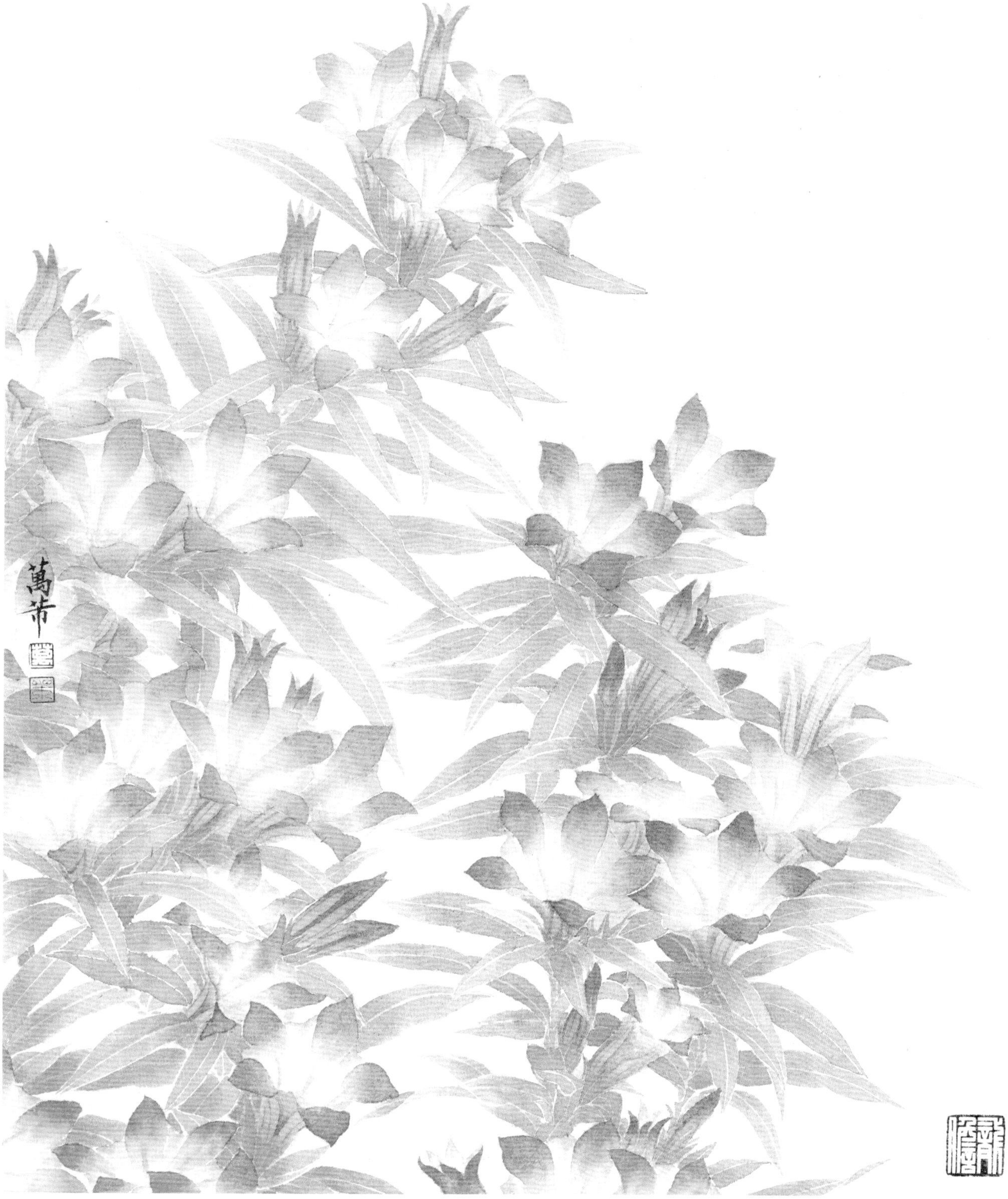

龙胆 Gentiana scabra

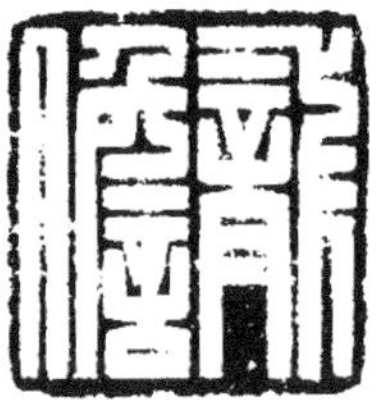

龍膽

Gentiana scabra

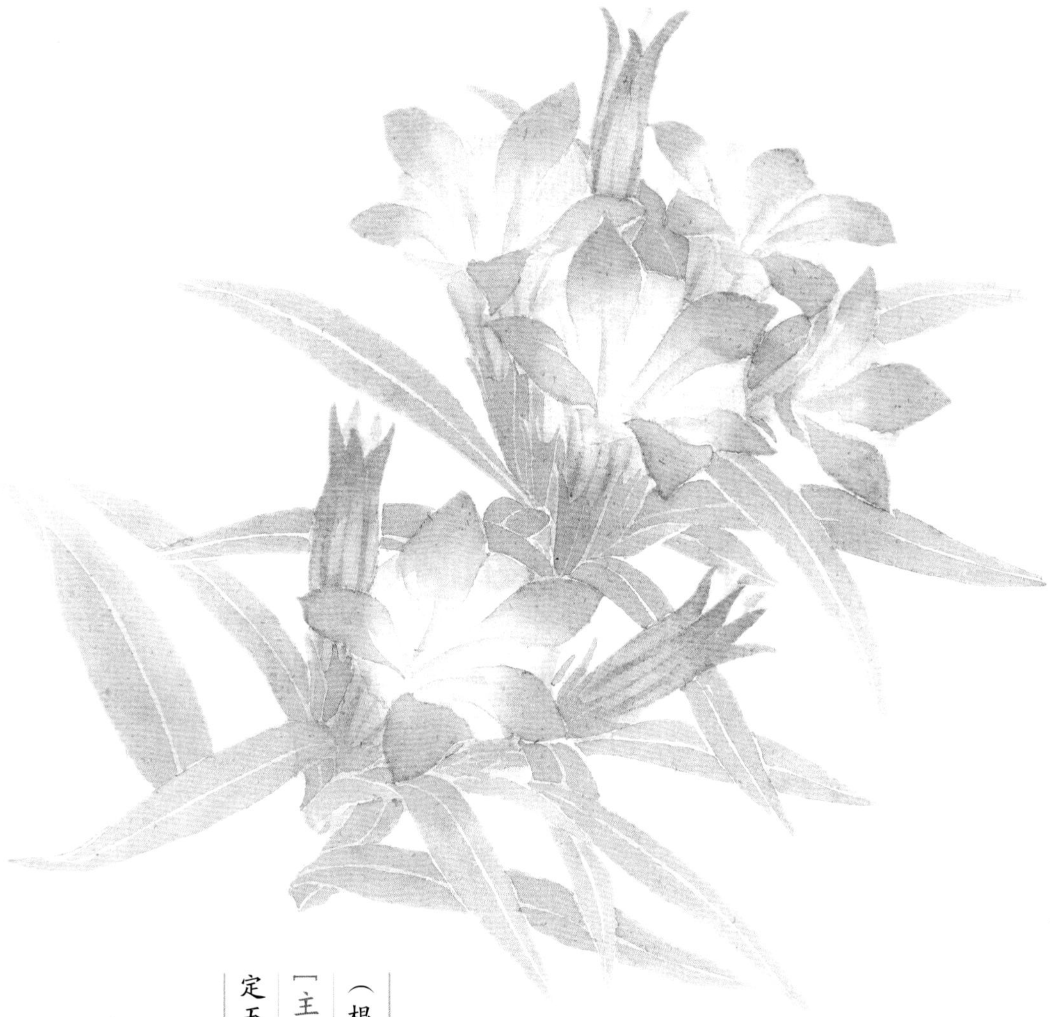

（根）［气味］苦、涩，大寒，无毒。
［主治］骨间寒热，惊痫邪气，续绝伤，定五脏，杀蛊毒。

芍药

Paeonia lactiflora

[释名] 芍药，犹婥约也。婥约，美好貌。此草花容婥约，故以为名。罗愿《尔雅翼》言，制食之毒，莫良子勺，故得药名，亦通。俗呼其花之千叶者为小牡丹，赤者为木芍药，与牡丹同名也。

集解

芍药科。多年生草本。块根圆柱形或纺锤形。茎下部为二回三出复叶，向上渐变为单叶，表面有光泽。初夏开花，与牡丹相似，大型，有白、红等色，雌蕊常无毛。

春生红芽作丛，茎上三枝五叶，似牡丹而狭长，高一二尺。夏初开花，有红白紫数种，结子似牡丹子而小。秋时采根。昔人言洛阳牡丹、扬州芍药甲天下。今药中所用，亦多取扬州者。十月生芽，至春乃长，三月开花。入药宜单叶之根，气味全厚。

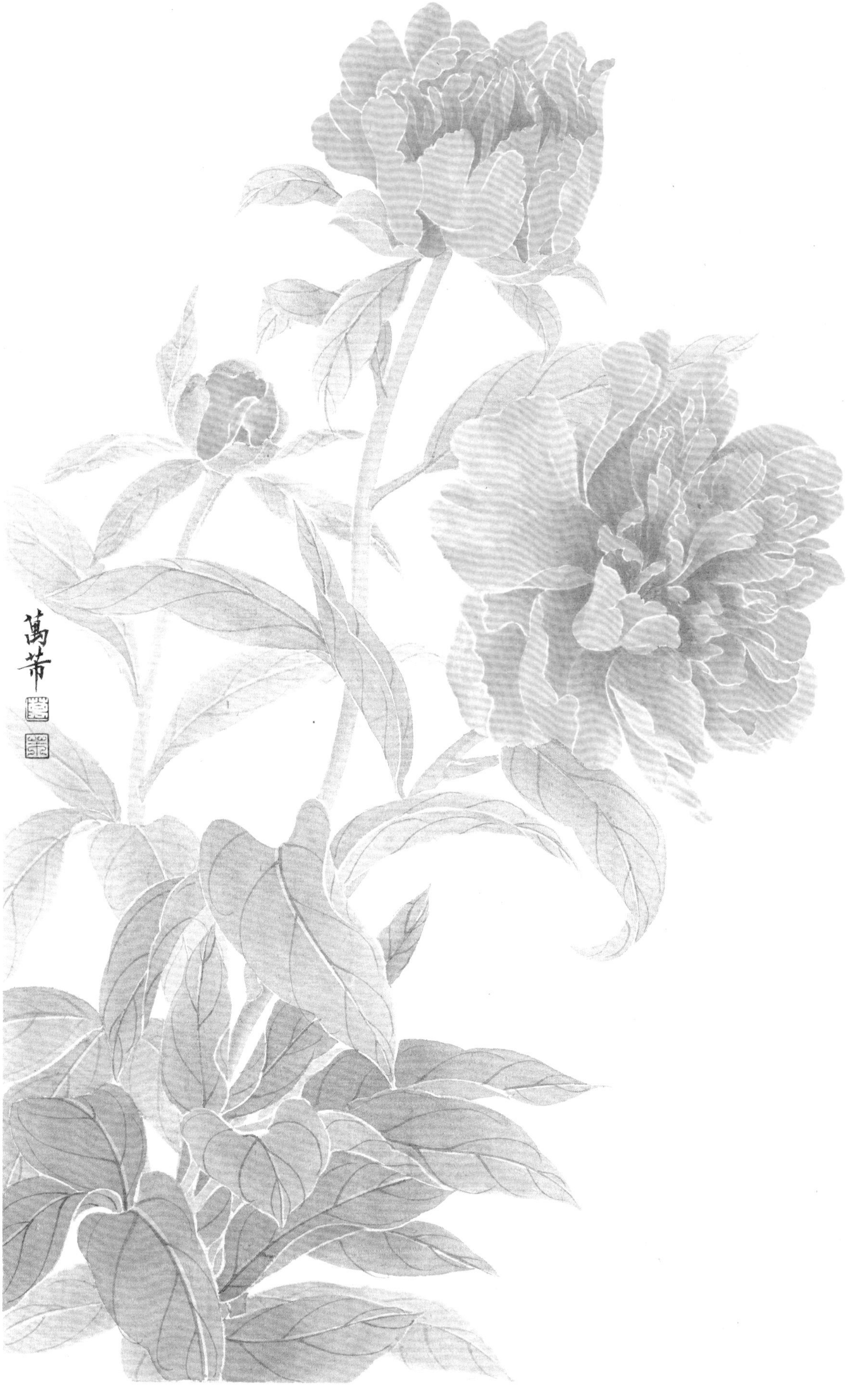

芍药 Paeonia lactiflora

芍藥

Paeonia lactiflora

（根）［气味］苦，平，无毒。

［主治］邪气腹痛，除血痹，破坚积，寒热疝瘕，止痛，利小便，益气。

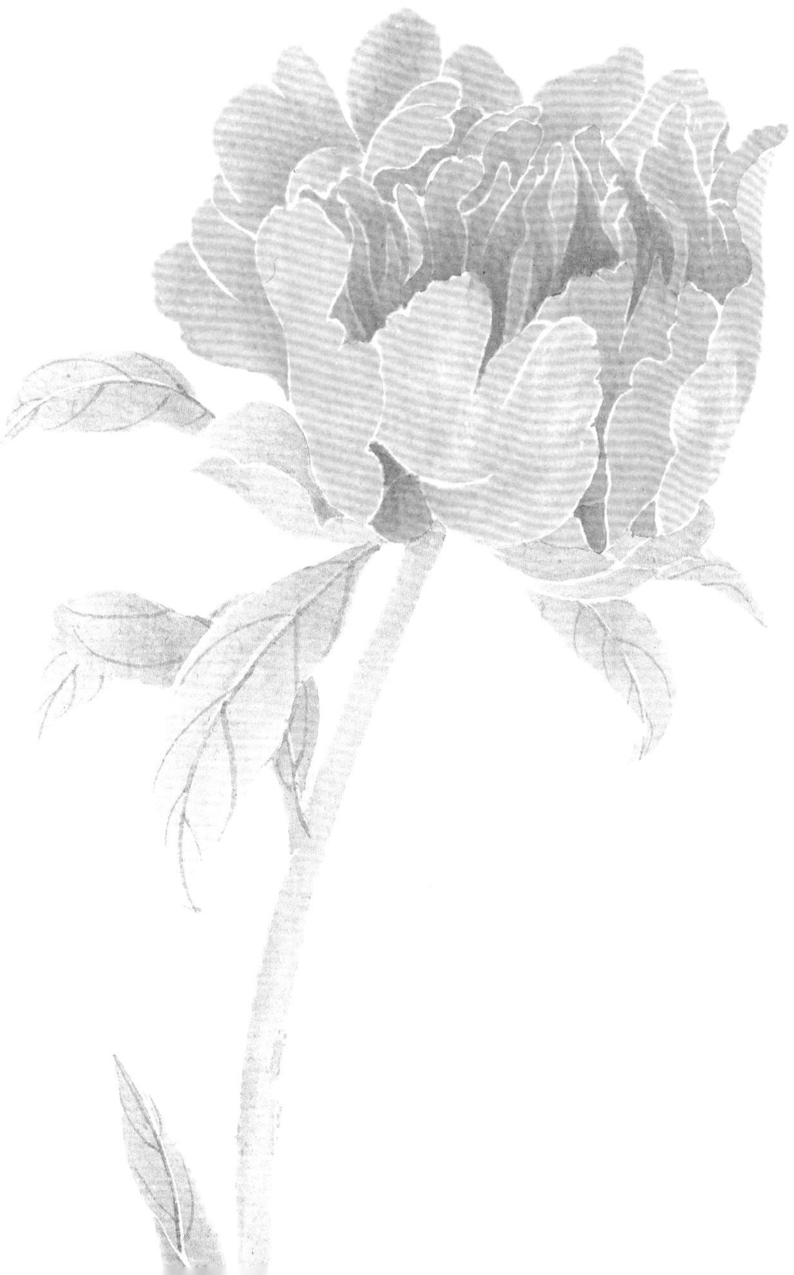

豆蔻

Amomum kravanh

[释名] 豆蔻，草豆蔻也。此是对肉豆蔻而名。

按扬雄《方言》云：凡物盛多曰蔻。豆蔻之名，或取此义。豆象形也。《南方异物志》作漏蔻，盖南人字无正音也。今虽不专为果，犹入茶食料用，尚有草果之称焉。

集解

姜科。多年生常绿草本，形似芭蕉。叶片细长形。初夏开花，花淡黄色，穗状花序。种子暗棕色。

草豆蔻今岭南皆有之。苗似芦，其叶似山姜、杜若辈，根似高良姜。二月开花作穗房，生于茎下，嫩叶卷之而生，初如芙蓉花，微红，穗头深红色。其叶渐展，花渐出，而色渐淡，亦有黄白色者。南人多采花以当果，尤贵其嫩者。其结实若龙眼子而锐，皮无鳞甲，皮中子如石榴瓣，夏月熟时采之暴干。根苗微作樟木香，根茎子并辛香。

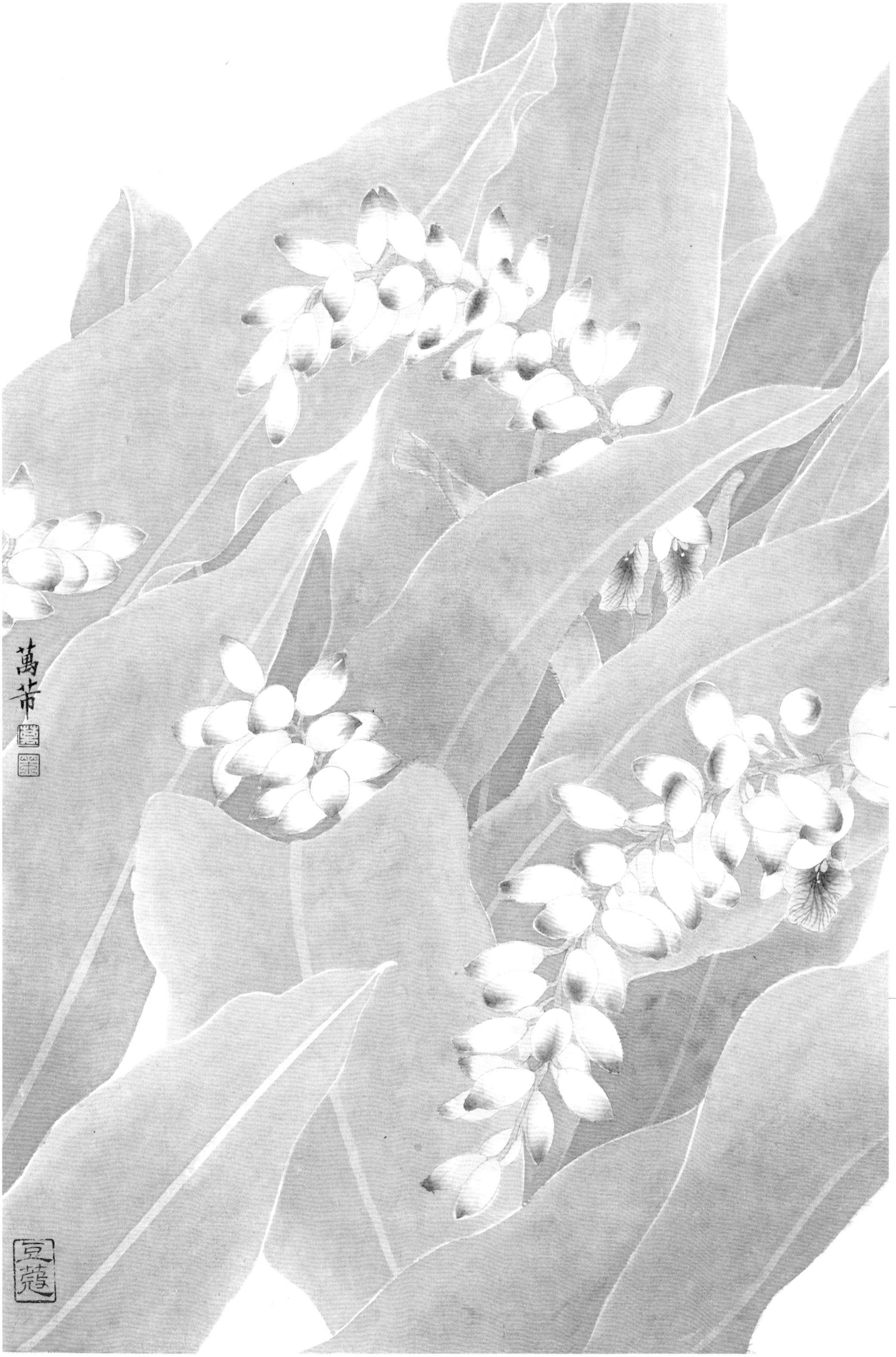

豆蔻 Amomum kravanh

豆蔻

Amomum kravanh

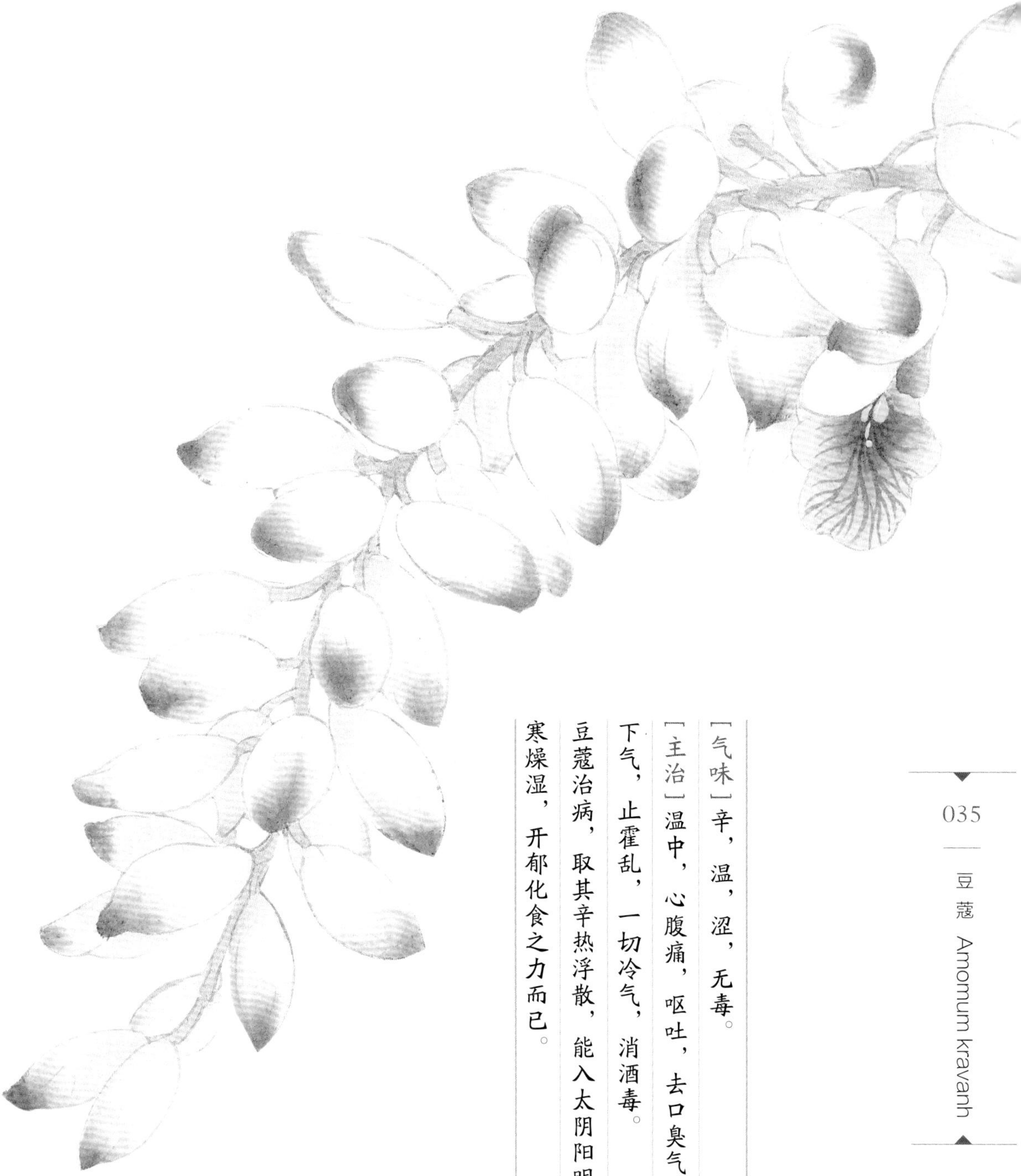

[气味]辛，温，涩，无毒。

[主治]温中，心腹痛，呕吐，去口臭气。下气，止霍乱，一切冷气，消酒毒。

豆蔻治病，取其辛热浮散，能入太阴阳明，除寒燥湿，开郁化食之力而已。

荆芥

Nepeta tenuifolia

［释名］假苏一名荆芥，叶似落藜而细，蜀中生啖之。曰苏、曰姜、曰芥，皆因气味辛香，如苏、如姜、如芥也。

集解

亦称“裂叶荆芥”。唇形科。一年生草本，有强烈香气。茎直立，具四棱。叶对生，茎基部的叶羽状深 5 裂，中部的叶 3 裂，裂片披针形，上部的叶条形。夏季开花，花唇形，淡红紫色，簇生叶腋或顶生成穗状花序。小坚果长圆状三棱形，有小点。

荆介原是野生，今为世用，遂多栽莳。二月布子生苗，炒食辛香。方茎细叶，似独帚叶而狭小，淡黄绿色。八月开小花，作穗成房，房如紫苏房，内有细子如葶苈子状，黄赤色，连穗收采用之。

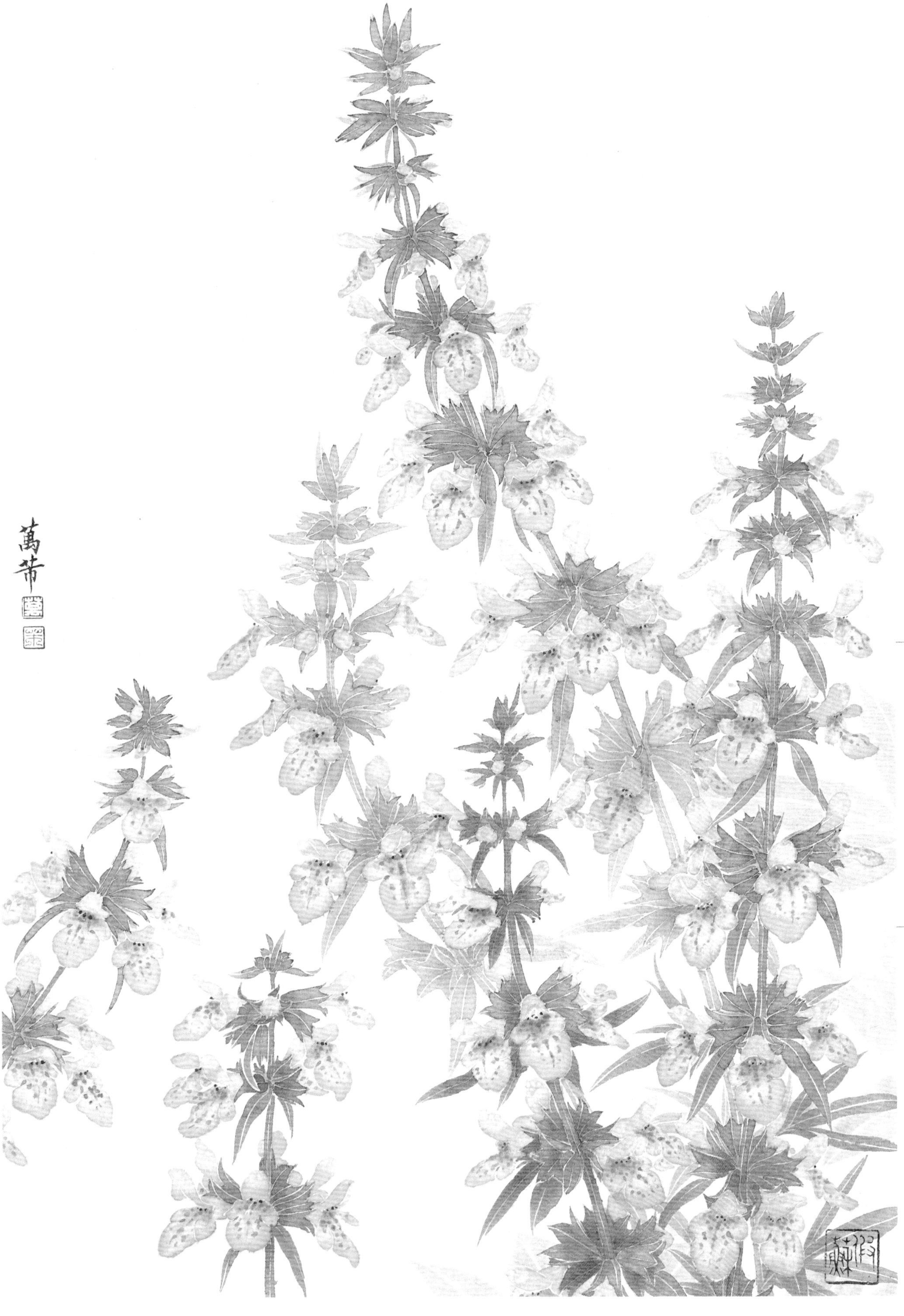

荆芥 *Nepeta tenuifolia*

假蘇

Nepeta tenuifolia

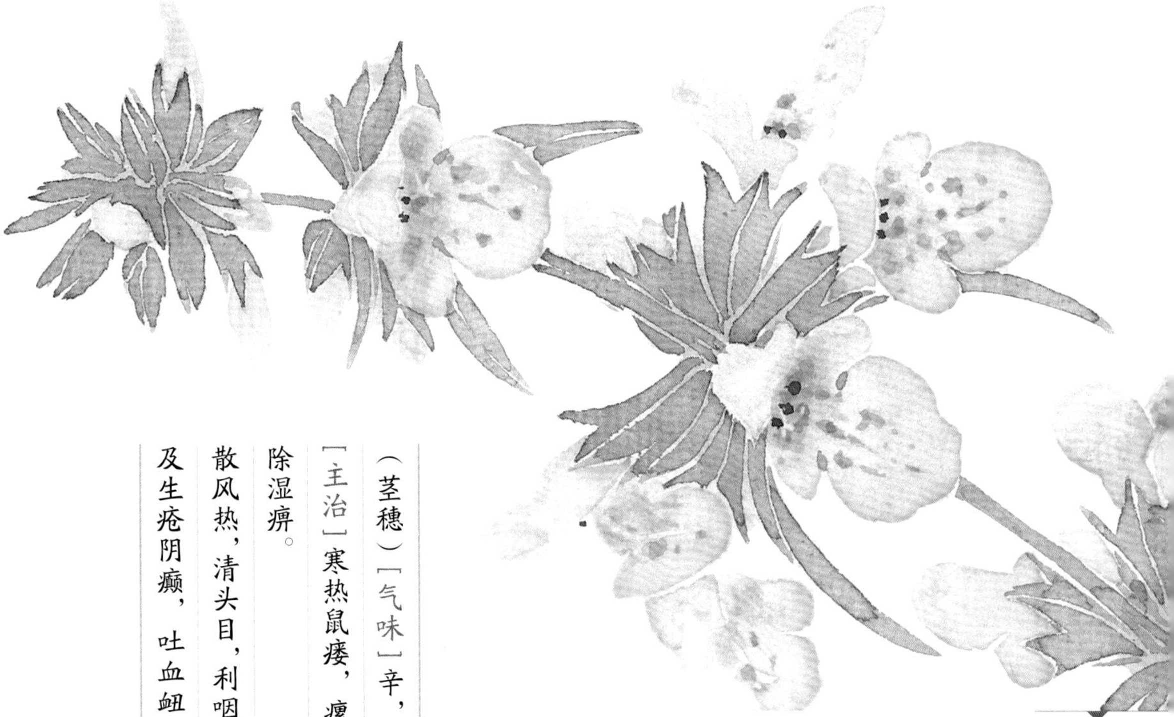

（茎穗）［气味］辛，温，无毒。

［主治］寒热鼠瘘，瘰疬生疮，破结聚气，下淤血，除湿痹。

散风热，清头目，利咽喉，消疮肿，治项强，目中黑花，及生疮阴癞，吐血衄血，下血血痢，崩中痔漏。

薄荷

Mentha haplocalyx

[释名] 薄荷，俗称也。陈士良《食性本草》作菝蕳，扬雄《甘泉赋》作茇葀，吕忱《字林》作茇苦，则薄荷之为讹称可知矣。孙思邈《千金方》作蕃荷，又方音之讹也。

集解

亦称“苏薄荷”。唇形科。多年生宿根草本。地上茎四棱形。叶对生，坡针形，边缘有粗锯齿。地下根茎白色柔嫩，匍匐生长。轮伞花序。花冠唇形，淡紫色。小坚果卵形。

人多栽莳。二月宿根生苗，清时前后分之。方茎赤色，其叶对生，初时形长而头圆，及长则尖。吴、越、川、湖人多以代茶。

茎叶似荏而尖长，经冬根不死。秋季开唇形花，红、白或紫红色，轮生于叶腋。夏秋采茎叶曝干。古方稀用，或与薤作齑食，近世治风寒为要药，故人家多莳之。

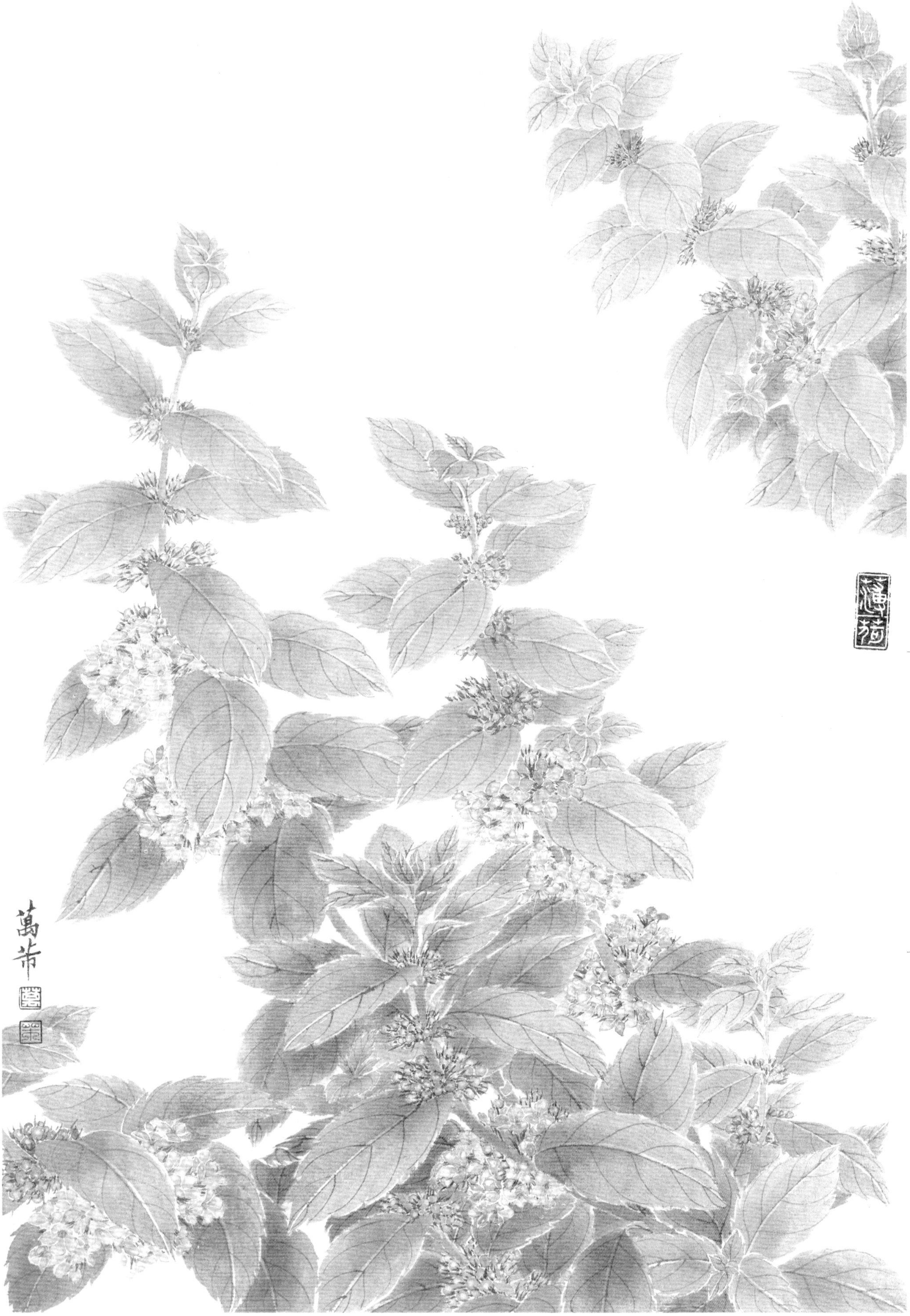

薄荷 Mentha haplocalyx

薄荷

Mentha haplocalyx

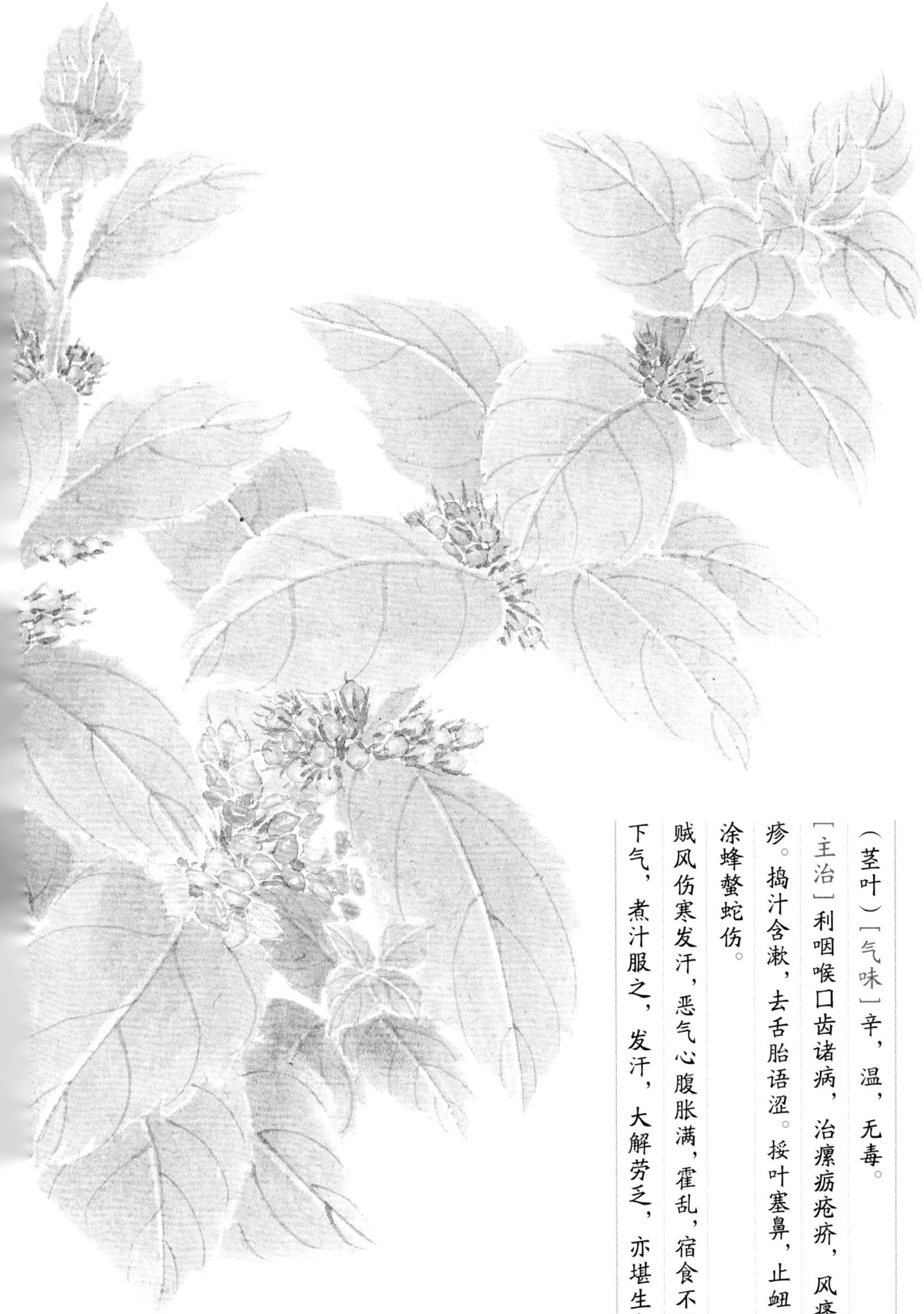

（茎叶）［气味］辛，温，无毒。

［主治］利咽喉口齿诸病，治瘰疬疮疥，风瘙瘾疹。捣汁含漱，去舌胎语涩。挼叶塞鼻，止衄血。涂蜂螫蛇伤。

贼风伤寒发汗，恶气心腹胀满，霍乱，宿食不消，下气，煮汁服之，发汗，大解劳乏，亦堪生食。

青蒿

Artemisia annua

[释名]晏子曰：蒿，草之高者也。按《尔雅》诸蒿，独菣得单称为蒿，岂以诸蒿叶背皆白，而此蒿独青，异于诸蒿故耶？

集解

菊科。二年生草本。茎直立，具纵条纹，上部多分枝。叶互生，茎中部的叶二回羽状分裂，小裂片线形。夏季开花，头状花序半球形，多数，成圆锥状，花管状，外层为雌花，内层为两性花。

诗云：呦呦鹿鸣，食野之蒿。即此蒿也。青蒿二月生苗，茎粗如指而肥软，茎叶色并深青。其叶微似茵陈，面面背俱青。其根白硬。七八月开细黄花颇香。结实大如麻子，中有细子。

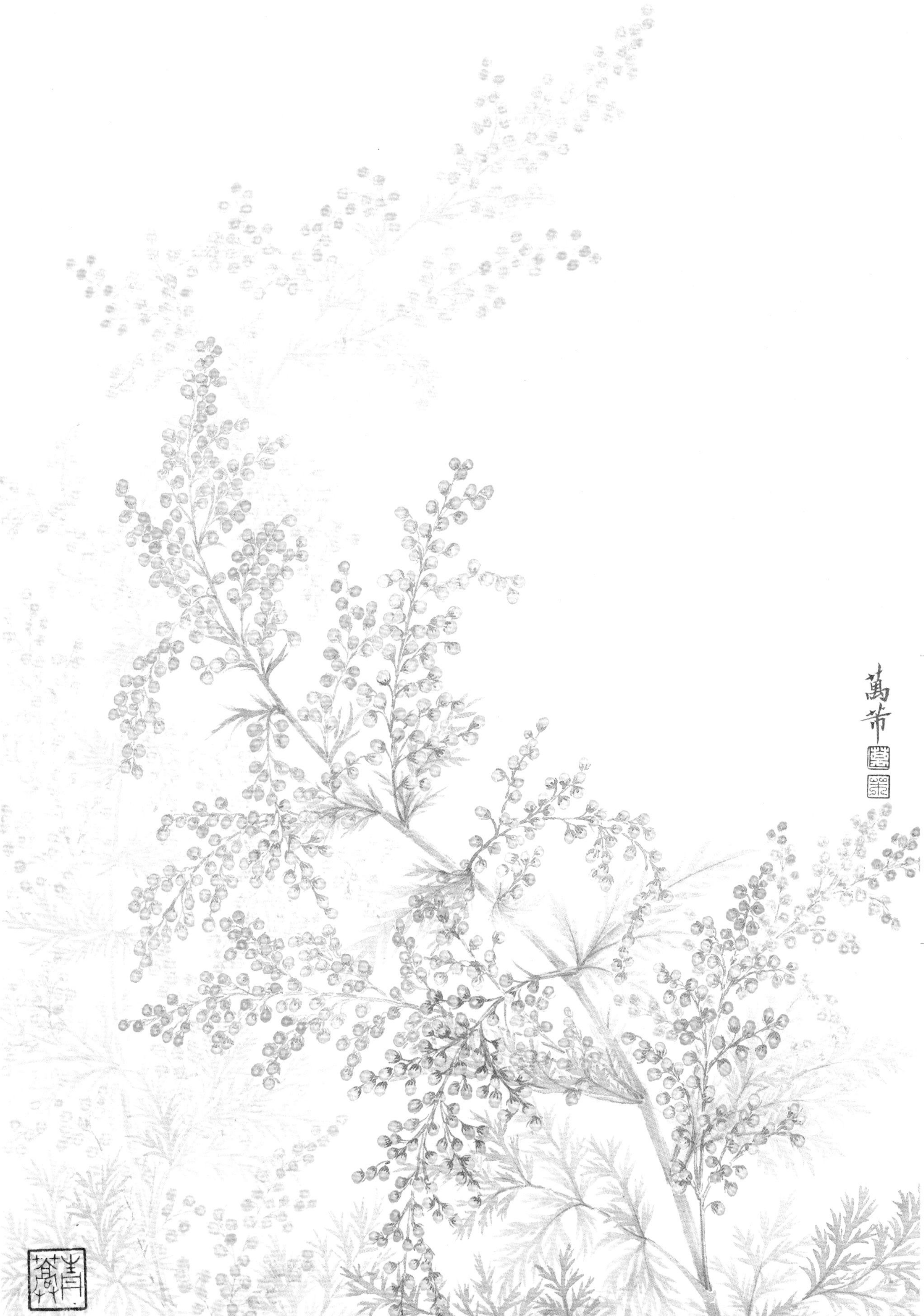

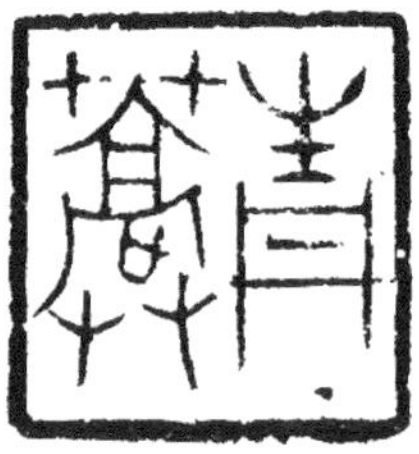

青蒿

Artemisia annua

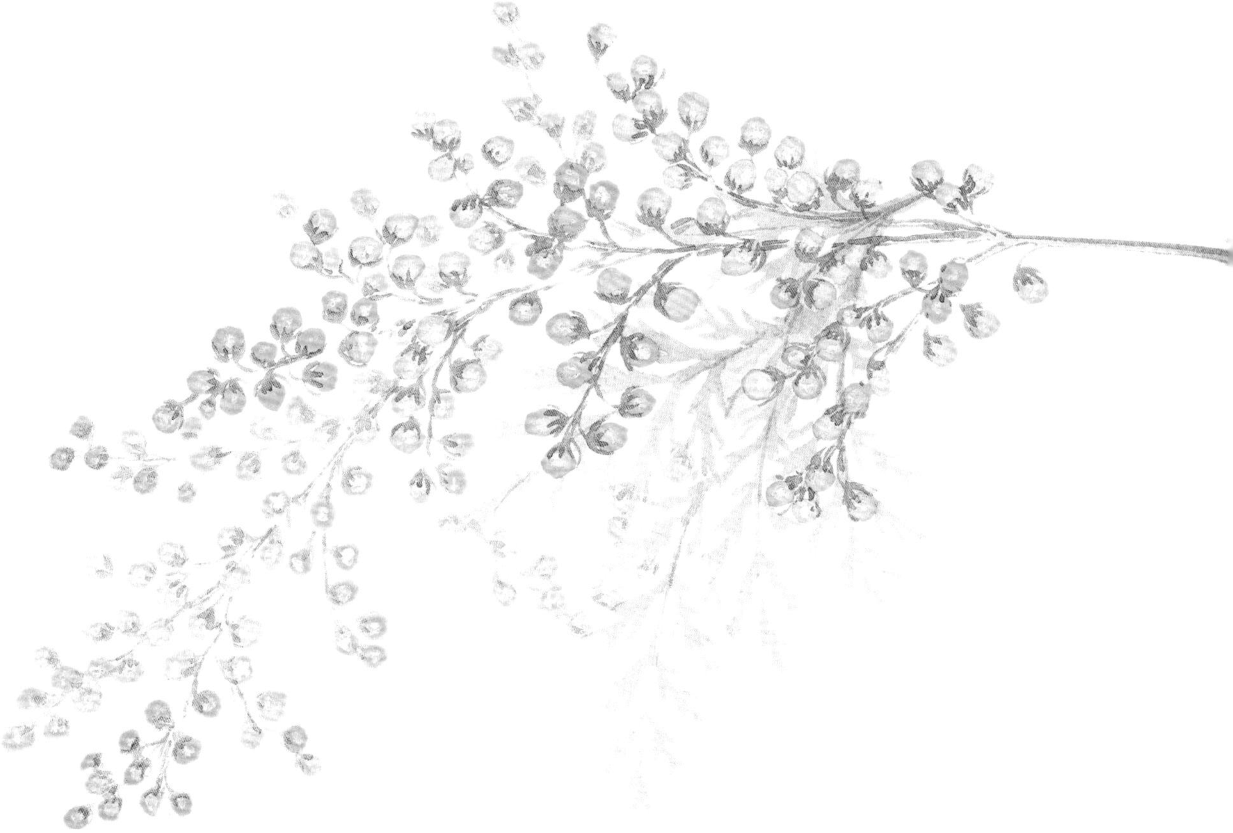

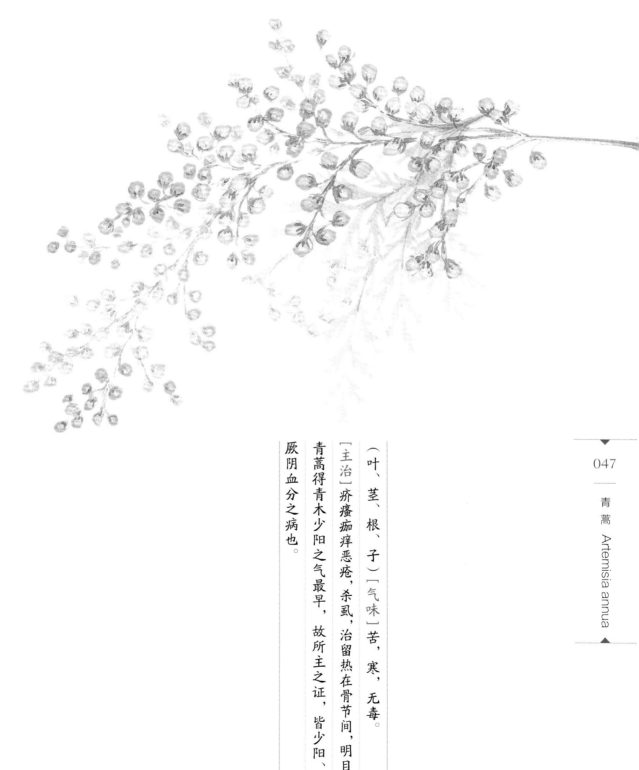

（叶、茎、根、子）［气味］苦，寒，无毒。

［主治］疥瘙痂痒恶疮，杀虱，治留热在骨节间，明目。

青蒿得青木少阳之气最早，故所主之证，皆少阳、厥阴血分之病也。

萱草

Hemerocallis fulva

[释名] 萱本作谖。谖，忘也。诗云：焉得谖草？言树之背。谓忧思不能自遣，故欲树此草，玩味以忘忧也。吴人谓之疗愁。嵇康《养生论》曰：神农经言中药养性，故合欢蠲忿，萱草忘忧。愚智所共知也。

集解

亦称“黄花菜”。百合科。多年生宿根草本。肉质根肥大。花茎顶端着生 3 ~ 6 朵漏斗状淡黄色花，有香气。叶基生成簇，狭长，剑形。簇生于长花梗之顶，开花后迅速凋榭，故得其英文名 Daylily（意为一日百合）。果为蒴果。

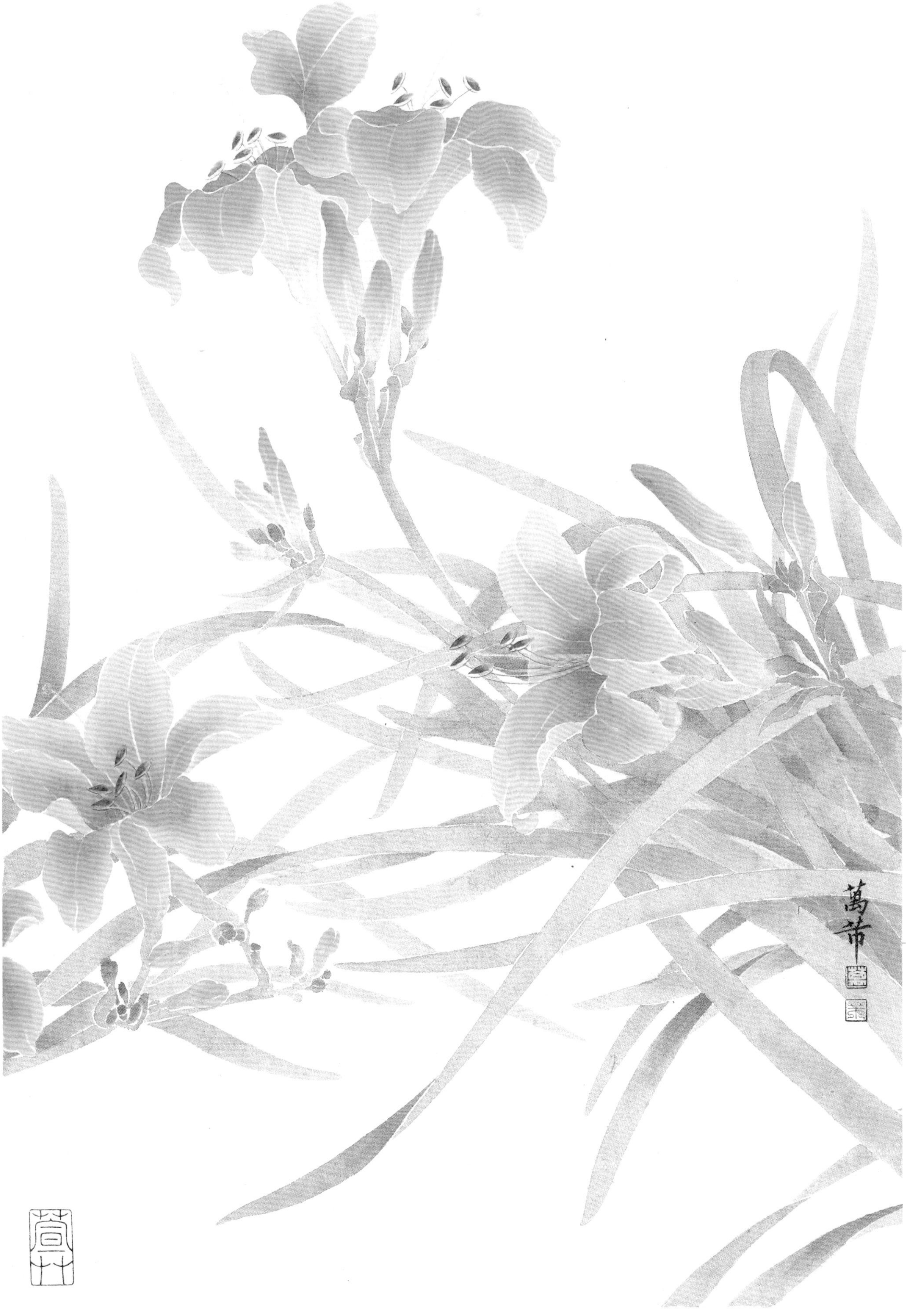

049

萱草 Hemerocallis fulva

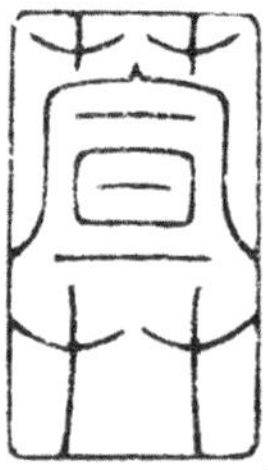

萱草

Hemerocallis fulva

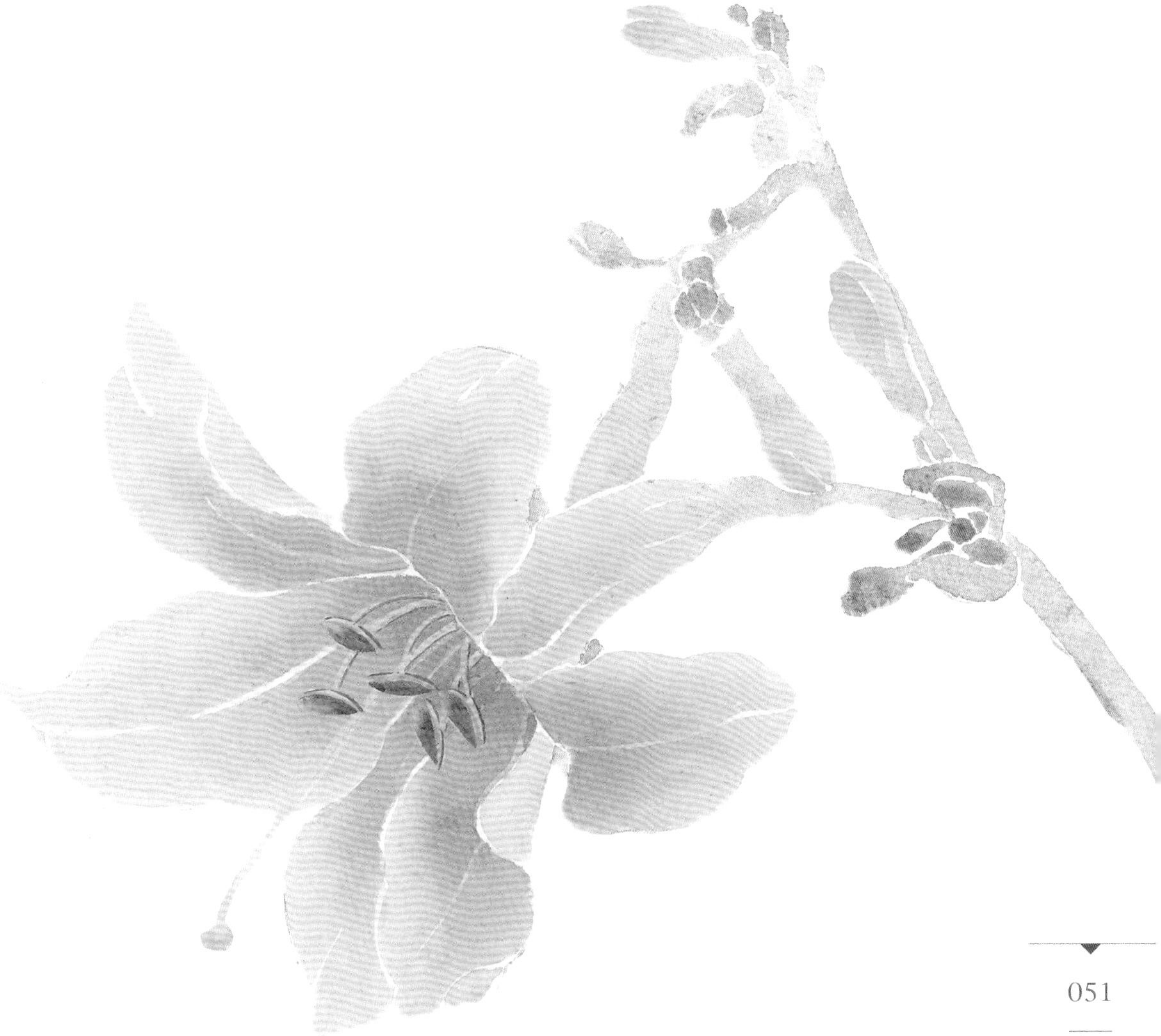

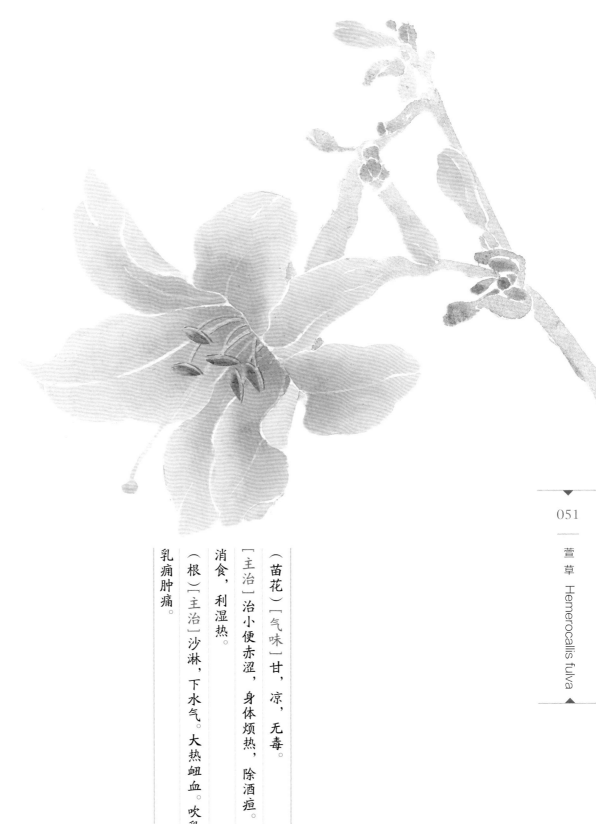

（苗花）〔气味〕甘，凉，无毒。
〔主治〕治小便赤涩，身体烦热，除酒疸。消食，利湿热。
（根）〔主治〕沙淋，下水气。大热衄血。吹乳、乳痈肿痛。

决明

Cassia obtusifolia

[释名] 此马蹄决明也，以明目之功而名。又有草决明、石决明，皆同功者。

集解

豆科。一年生半灌木状草本，被短柔毛。茎基部木质化。羽状复叶互生，小叶 2 ~ 4 对，倒卵形至倒卵状长圆形，顶端圆，有小突尖，在下面两小叶之间的叶轴上有长形腺体；叶柄无腺体。夏秋开花，黄色。荚果长近四棱形，微弯。种子菱状方形，淡褐色，有光泽。

夏初生苗，高三四尺许。根带紫色。叶大于苜蓿，昼开夜合，两两相帖。秋开淡黄花五出，结角如初生细豇豆，长五六寸。角中子数十粒，参差相连，状如马蹄，青绿色，入眼目药最良。十月采之。

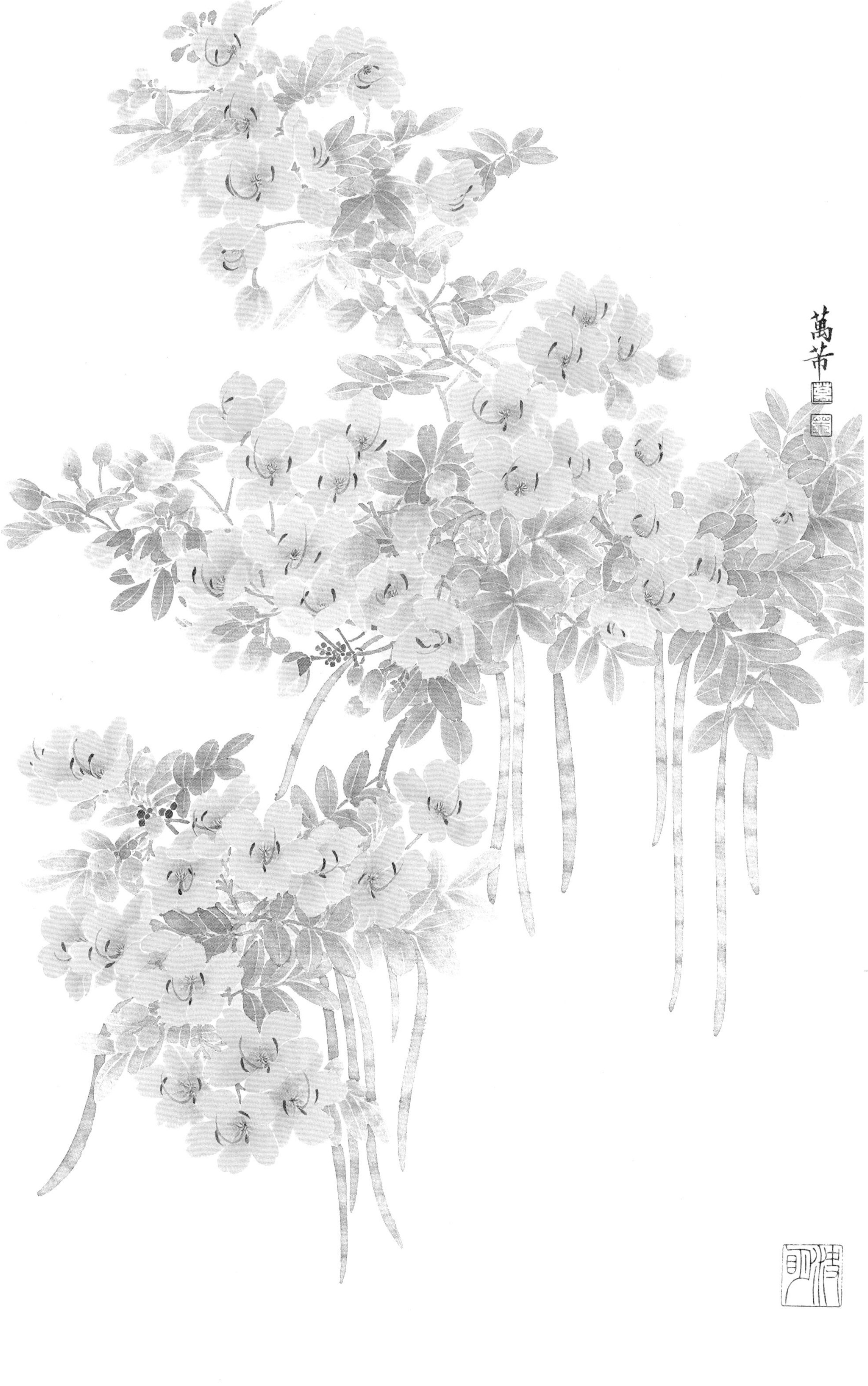

决明 Cassia obtusifolia

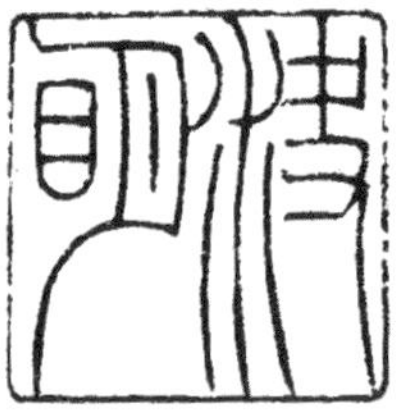

决明

Cassia obtusifolia

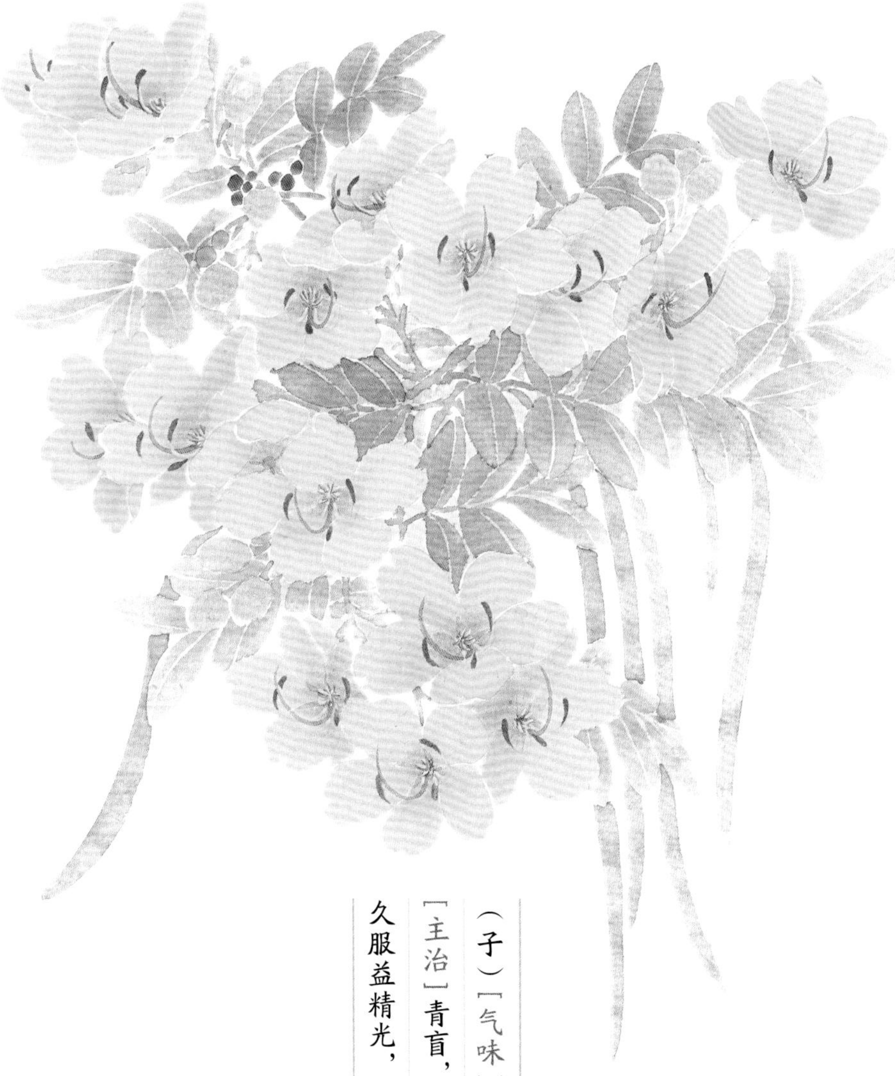

（子）［气味］咸，平，无毒。

［主治］青盲，目淫肤，赤白膜，眼赤痛泪出。久服益精光，轻身。

乌头

Aconitum carmichaelii

［释名］乌头，形如乌之头也。有两歧相合如之喙者，名曰乌喙。喙即乌之口也。乌喙，即乌头异名也。

乌头之野生于他处者，俗谓之草乌头，亦曰竹节乌头，出江北者曰淮乌头，《日华子》所谓土附子者是也。乌喙即偶生两歧者，今俗呼为两头尖，因形而名，其实乃一物也。草乌头取汁，晒为毒药，射禽兽，故有射罔之称。

集解

毛茛科。多年生草本，有块根。茎直立。叶片轮廓五角形，3全裂，侧裂片又2裂，各裂片再分裂，有粗锯齿。秋季开花，总状圆锥花序顶生，被卷曲细毛。花瓣退化，仅剩2枚，拳卷；萼片呈花瓣状，青紫色，上方一片盔状。

乌头、乌喙生朗陵山谷。正月、二月采，阴干。长三寸以上者为天雄。正月始生，叶厚，茎方中空，叶四四相当，与蒿相似。处处有之，根苗花实并与川乌头相同；但此系野生，又无酿造之法，其根外黑内白，皱而枯燥为异尔，然毒则甚焉。

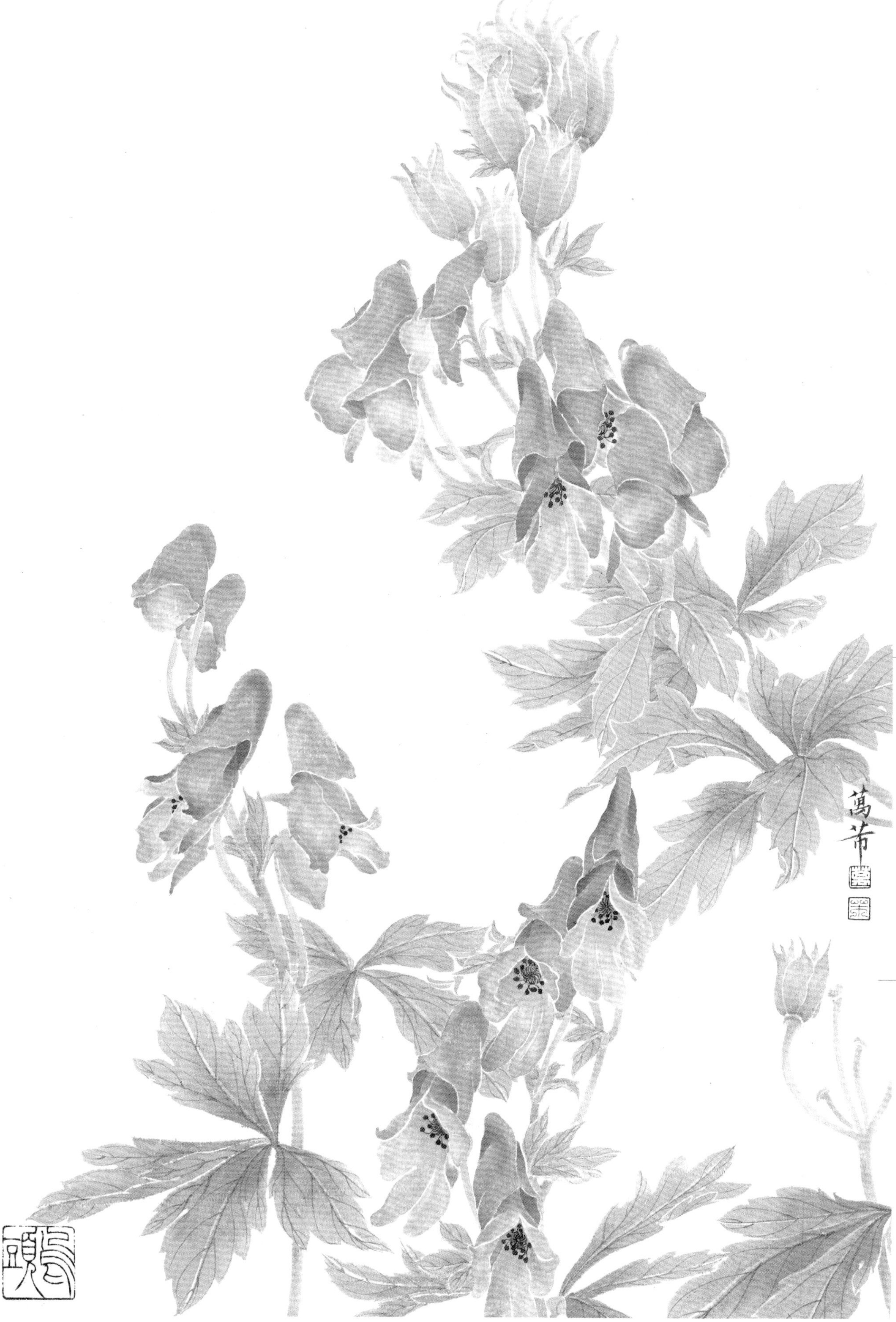

乌 头 Aconitum carmichaelii

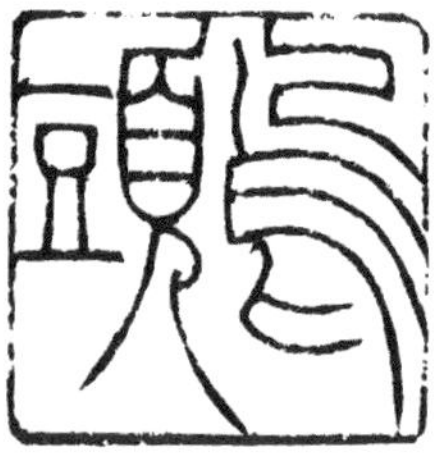

烏頭

Aconitum carmichaelii

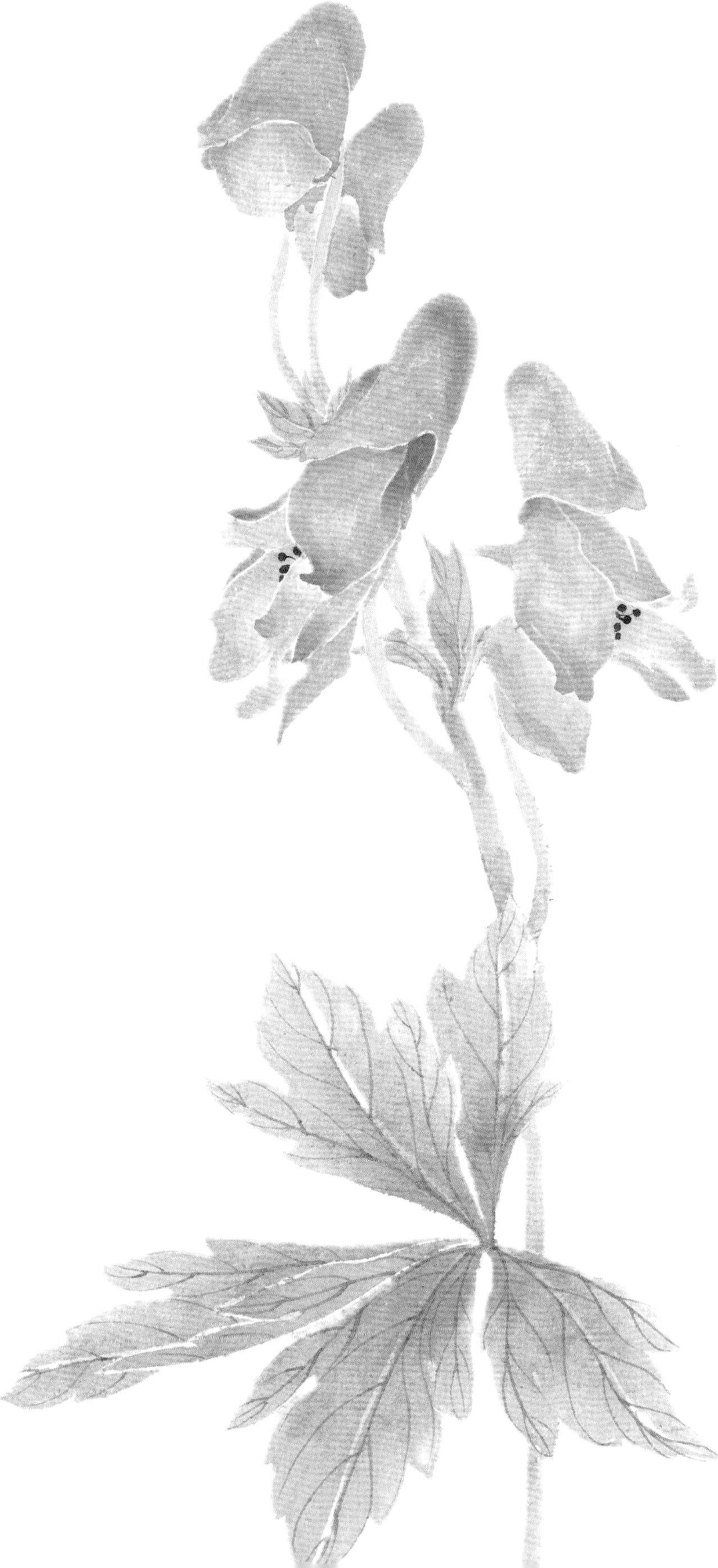

（乌头）［气味］辛，温，有大毒。

［主治］中风恶风，洗洗出汗，除寒湿痹，咳逆上气，破积聚寒热。

天南星

Arisaema heterophyllum

[释名]即本草虎掌也，小者名由跋。古方多用虎掌，不言天南星。南星近出唐人中风痰毒方中用之，乃后人采用，别立此名尔。虎掌因叶形似之，非根也。南星因根圆白，形如老人星状，故名南星，即虎掌也。

集解

亦称“异叶天南星”。天南星科。多年生草本。块茎近球形。叶1枚，小叶13～21枚，鸟趾状排列，长圆状披针形至披针形，中间一枚较小。初夏开花，雌雄异株或同株，肉穗花序外有绿色佛焰苞。浆果红色。

二月生苗，似荷梗，其茎高一尺以来。叶如蒟蒻，两枝相抱。五月开花似蛇头，黄色。七月结子作穗似石榴子，红色。二月、八月采根，似芋而圆扁，与蒟蒻相类，人多误采，了不可辨。大者为虎掌、南星，小者为由跋，乃一种也。

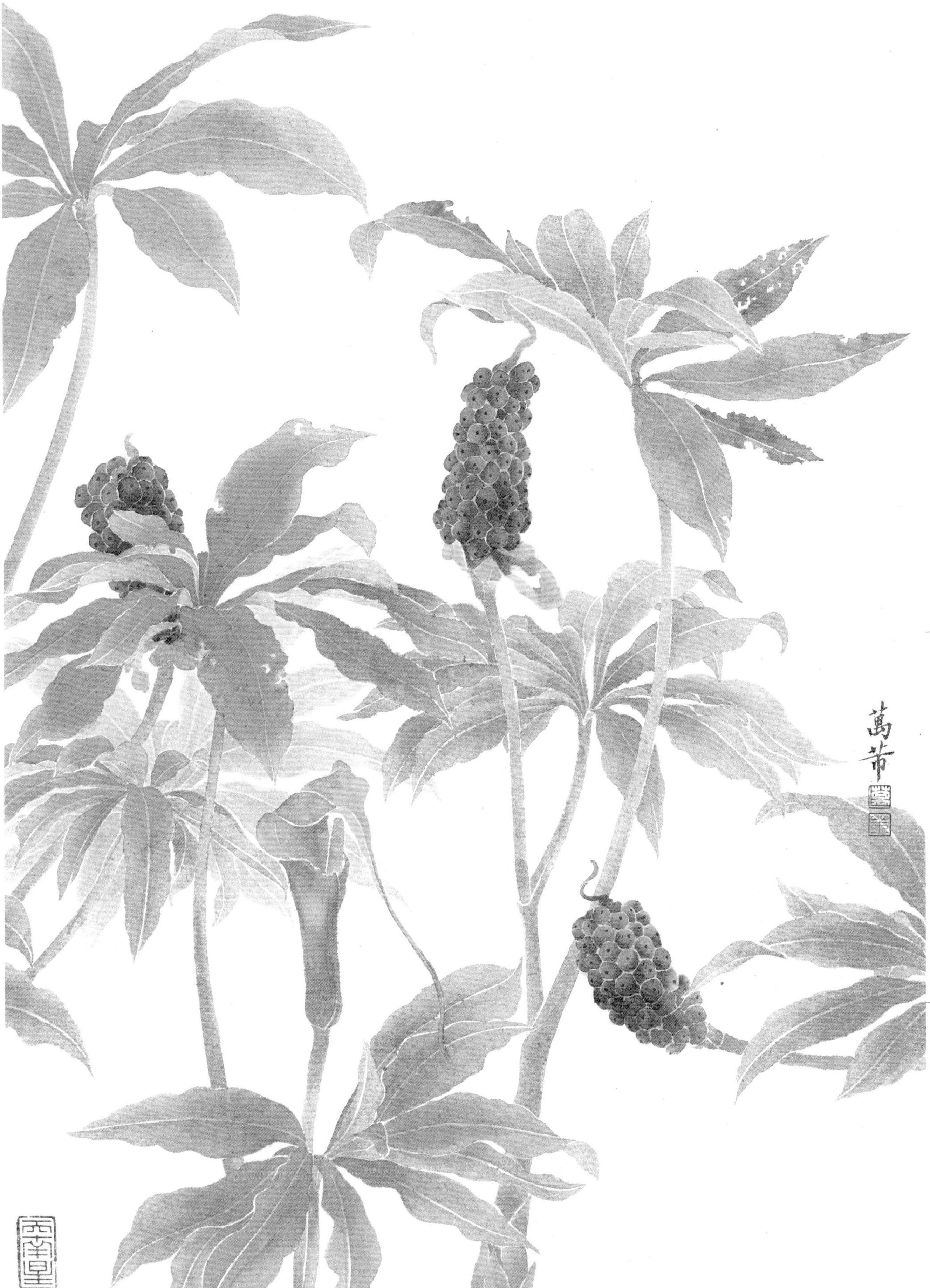

天南星 *Arisaema heterophyllum*

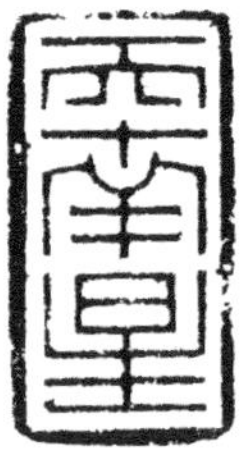

天南星

Arisaema heterophyllum

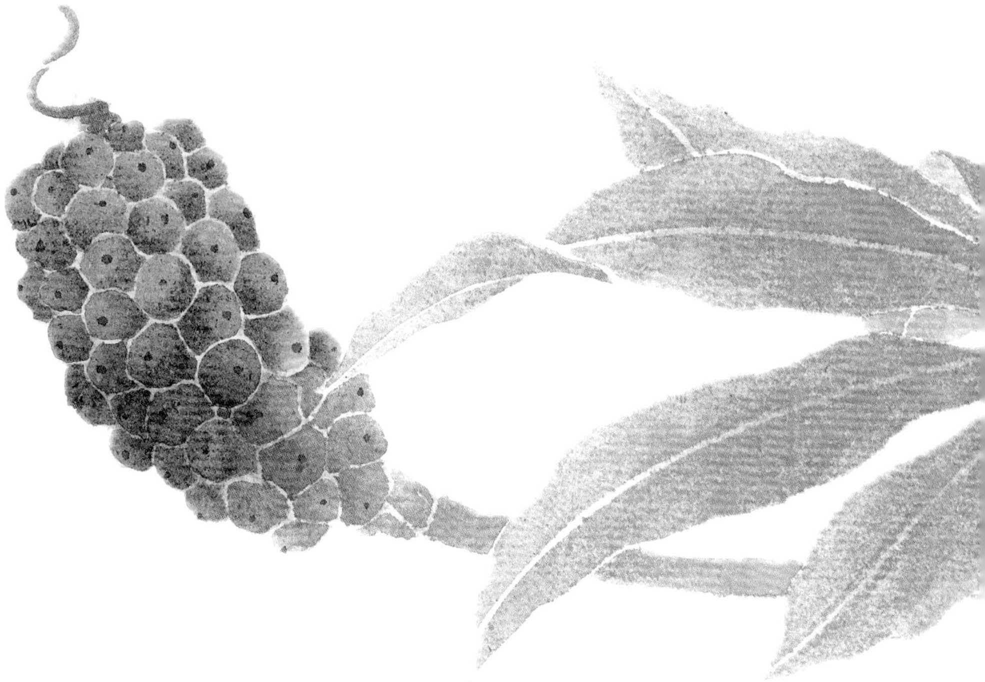

［气味］苦，温，有大毒。

［主治］心痛，寒热结气，积聚伏梁，伤筋痿拘缓，利水道。

味辛而麻，故能治风散血；气温而燥，故能胜湿除涎；性紧而毒，故能攻积拔肿而治口㖞舌糜。

射干

Belamcanda chinensis

[释名]射干之形，茎梗疏长，正如射人长竿之状，得名由此尔。

集解

亦称“扁竹”。鸢尾科。多年生草本，有根状茎和多数须根，均鲜黄色。茎直立，实心。叶片剑形，排列成两行。夏季开花，花被橘红色，有深红色斑点。蒴果三角状倒卵形，果瓣外翻。

春生苗，高一二尺。叶大类蛮姜，而狭长横张，疏如翅羽状，故名乌翣。叶中抽茎，似萱草茎而强硬。六月开花，黄红色，瓣上有细文。秋结实作房，中子黑色。一说。射干多生山崖之间，其茎虽细小，亦类木。故荀子云，西方有木，名曰射干，茎长四寸，生于高山之上，是也。今人所种，多是紫花者，呼为紫蝴蝶。

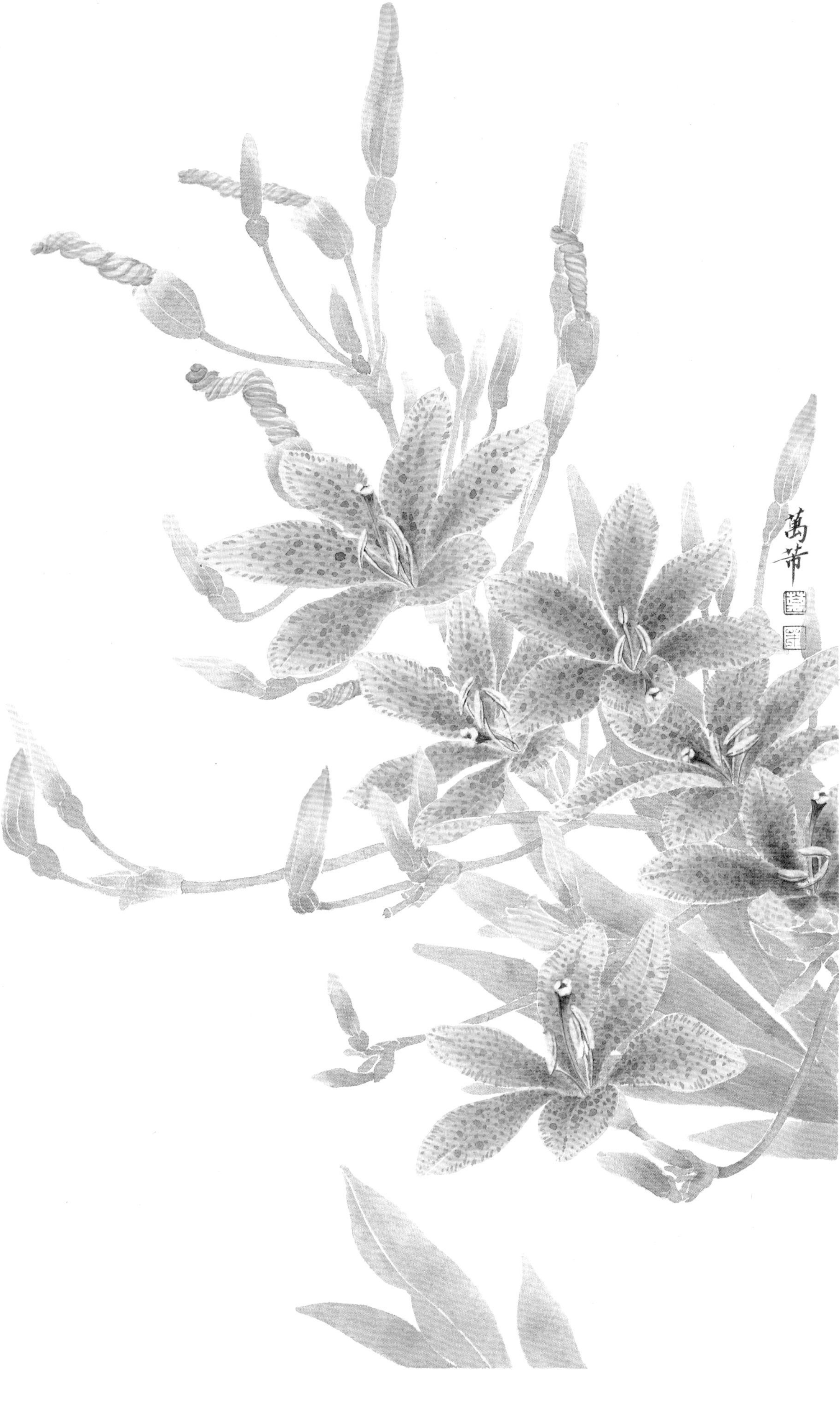
萬芾

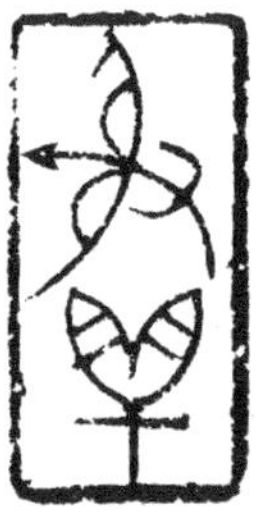

射干

Belamcanda chinensis

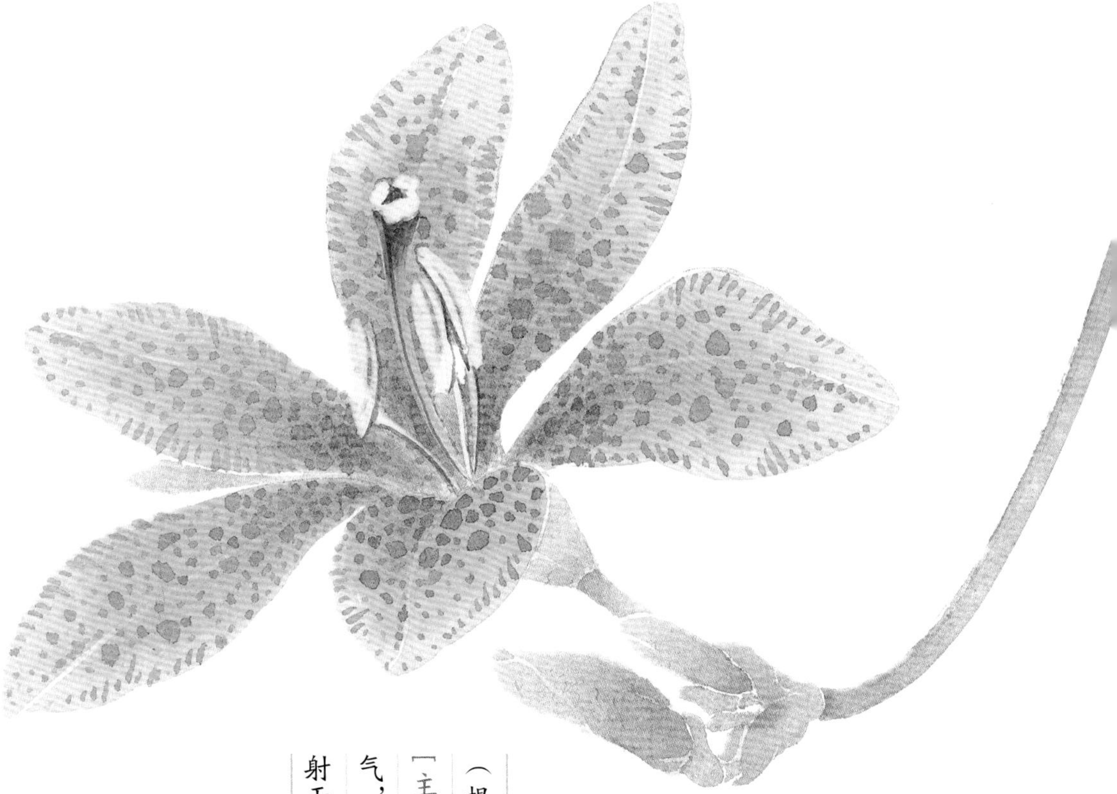

（根）［气味］苦，平，有毒。

［主治］咳逆上气，喉痹咽痛，不得消息，散结气，腹中邪逆，食饮大热。

射干能降火，故古方治喉痹咽痛为要药。

鸢尾

Iris tectorum

[释名] 乌园，根名鸢头。并以形命名。乌园当作乌鸢。

集解

亦称“蓝蝴蝶”。鸢尾科。多年生草木。根状茎匍匐，二歧分枝。叶剑形，交互套叠，排列成两列。夏初开花，花蝶形，蓝紫色，外列花被片的中央面有一行鸡冠状白色带紫纹凸起，反折。蒴果狭长圆形，有六棱，成熟后自上而下 3 瓣开裂。

草名鸢尾，根名鸢头，亦谓之鸢根。叶似射干，布地生。黑根似高良姜而节大，数个相连。九月、十月采根，日干。此即射干之苗，非别一种也。肥地者茎长根粗，瘠地者茎短根瘦。其花自有数色。

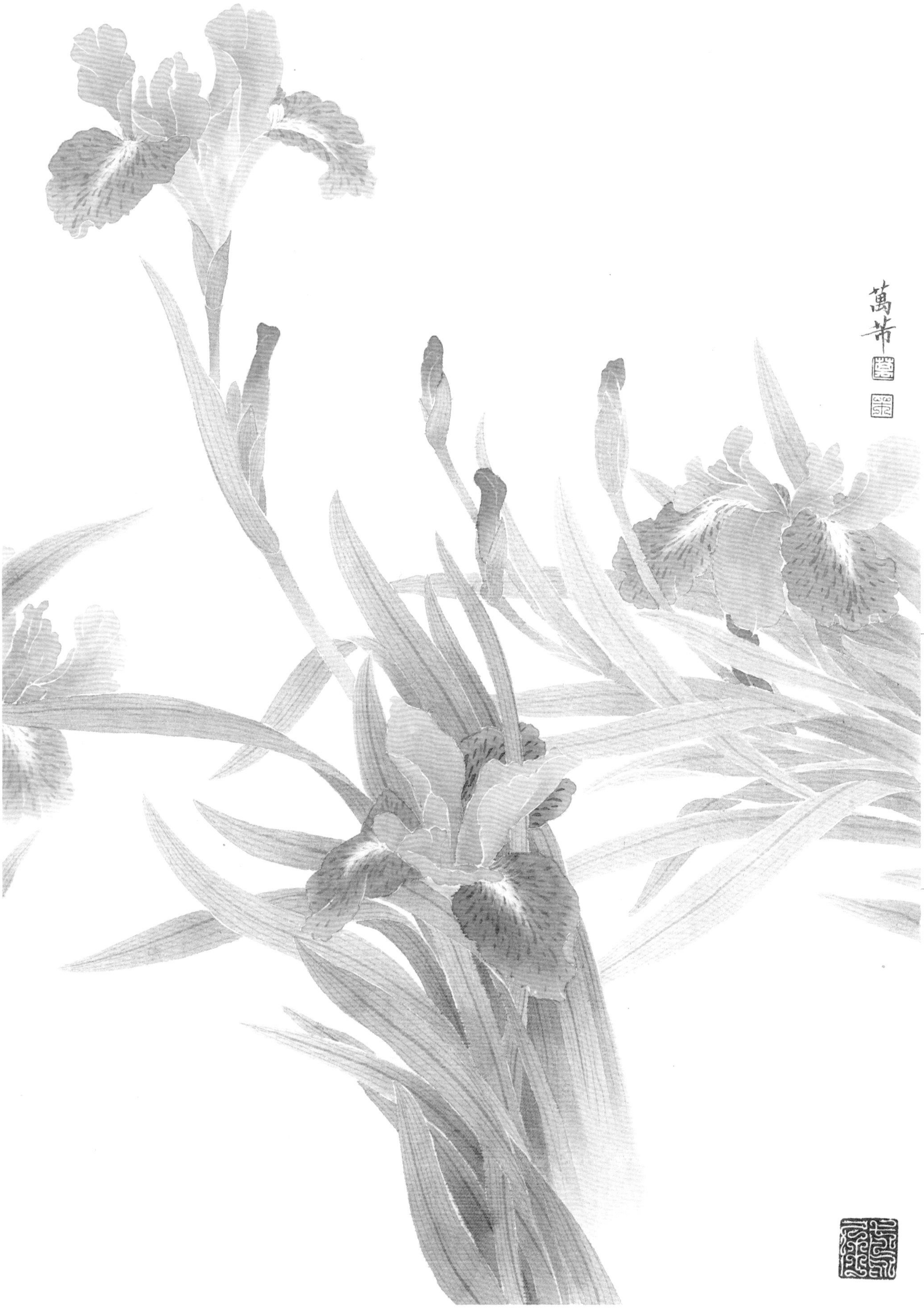

鸢尾 Iris tectorum

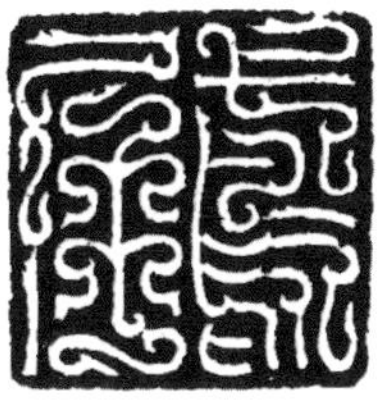

鸢尾

Iris tectorum

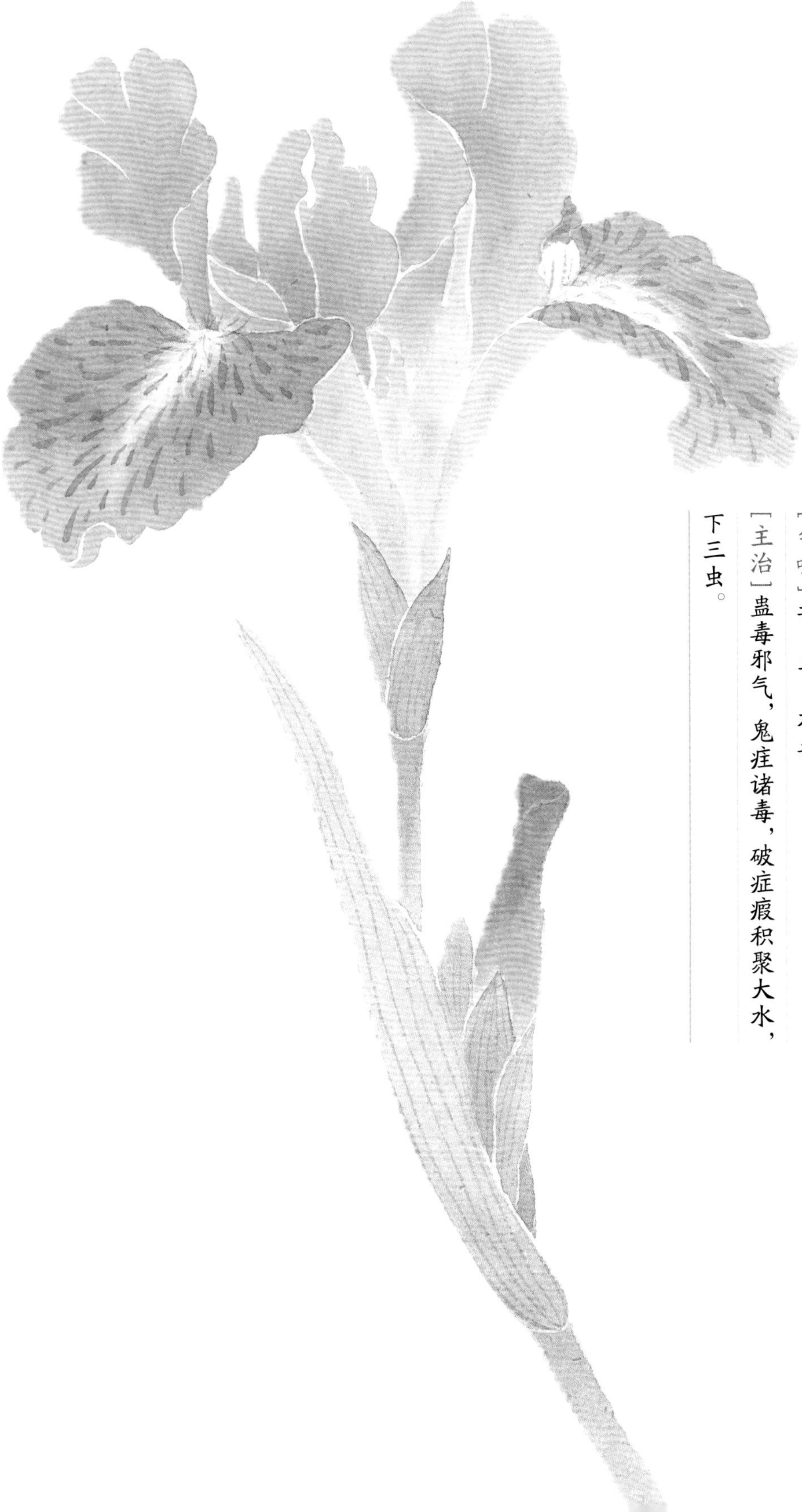

［气味］苦，平，有毒。

［主治］蛊毒邪气，鬼疰诸毒，破症瘕积聚大水，下三虫。

曼陀罗

Datura metel

[释名]《法华经》言：佛说法时，天雨曼陀罗花。又道家北斗有陀罗星使者，手执此花。故后人因以花名。曼陀罗，梵言杂色也。茄乃因叶形尔。

集解

茄科。一年生有毒草本。茎直立，常二歧状分枝。其汁液有毒，且气味难闻。叶互生，卵圆形，边缘呈不规则波状分裂。夏季开花，花大，白色或紫堇色，喇叭状。花冠漏斗状，单生叶腋或枝叉间。蒴果大，卵圆形，有不等长尖刺，熟时 4 瓣裂。

曼陀罗生北土，人家亦栽之。春生夏长，独茎直上，高四五尺，生不旁引，绿茎碧叶，叶如茄叶。八月开白花，凡六瓣，状如牵牛花而大。攒花中坼，骈叶外包，而朝开夜合。结实圆而有丁拐，中有小子。八月采花，九月采实。

相传此花笑采酿酒饮，令人笑；舞采酿酒饮，令人舞。试之，饮须半酣，更令一人或笑或舞引之，乃验也。八月采此花，七月采火麻子花，阴干，等分为末。热酒调服三钱，少顷昏昏如醉。

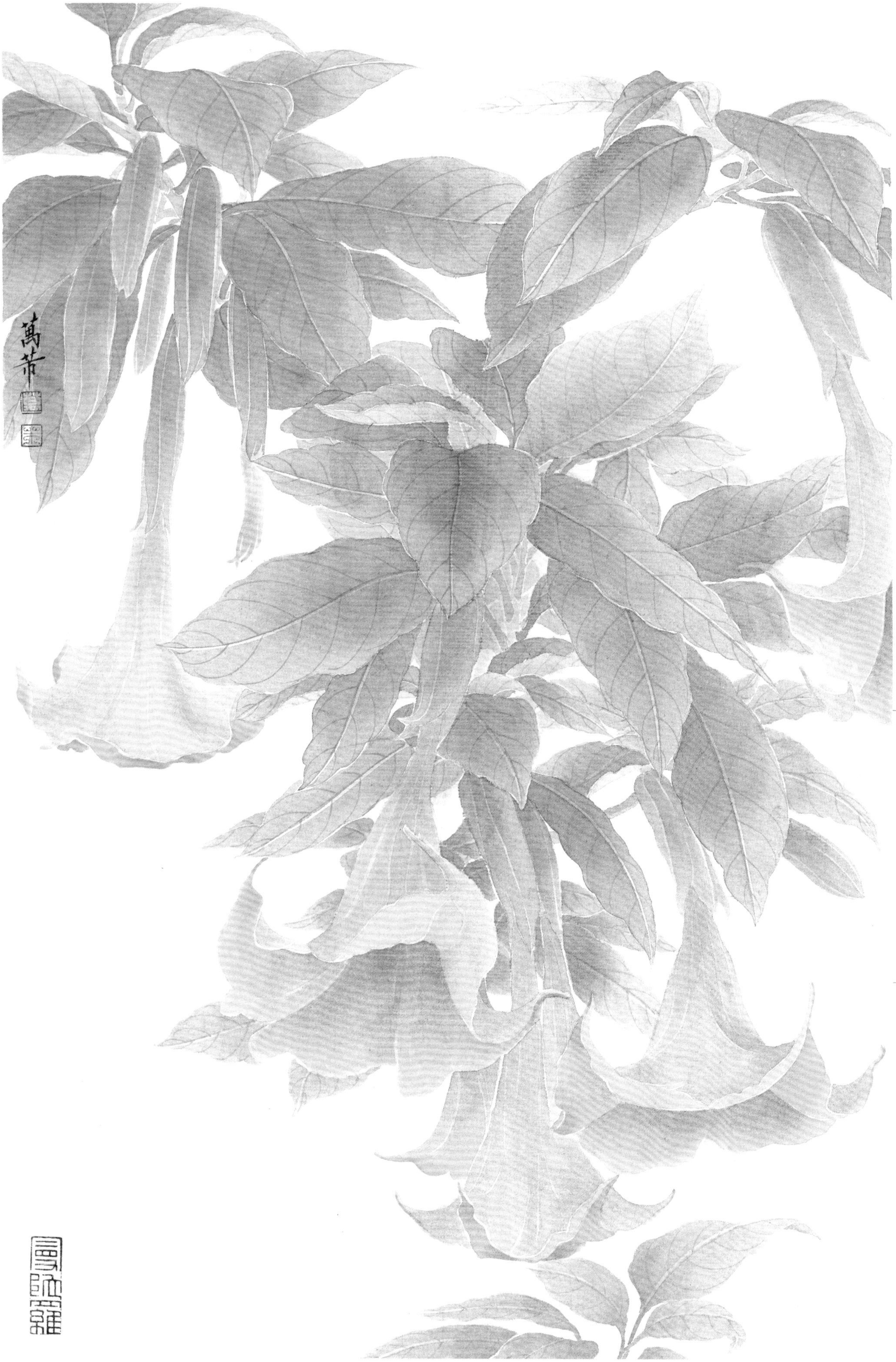
萬芾

曼陀羅

曼陀羅

Datura metel

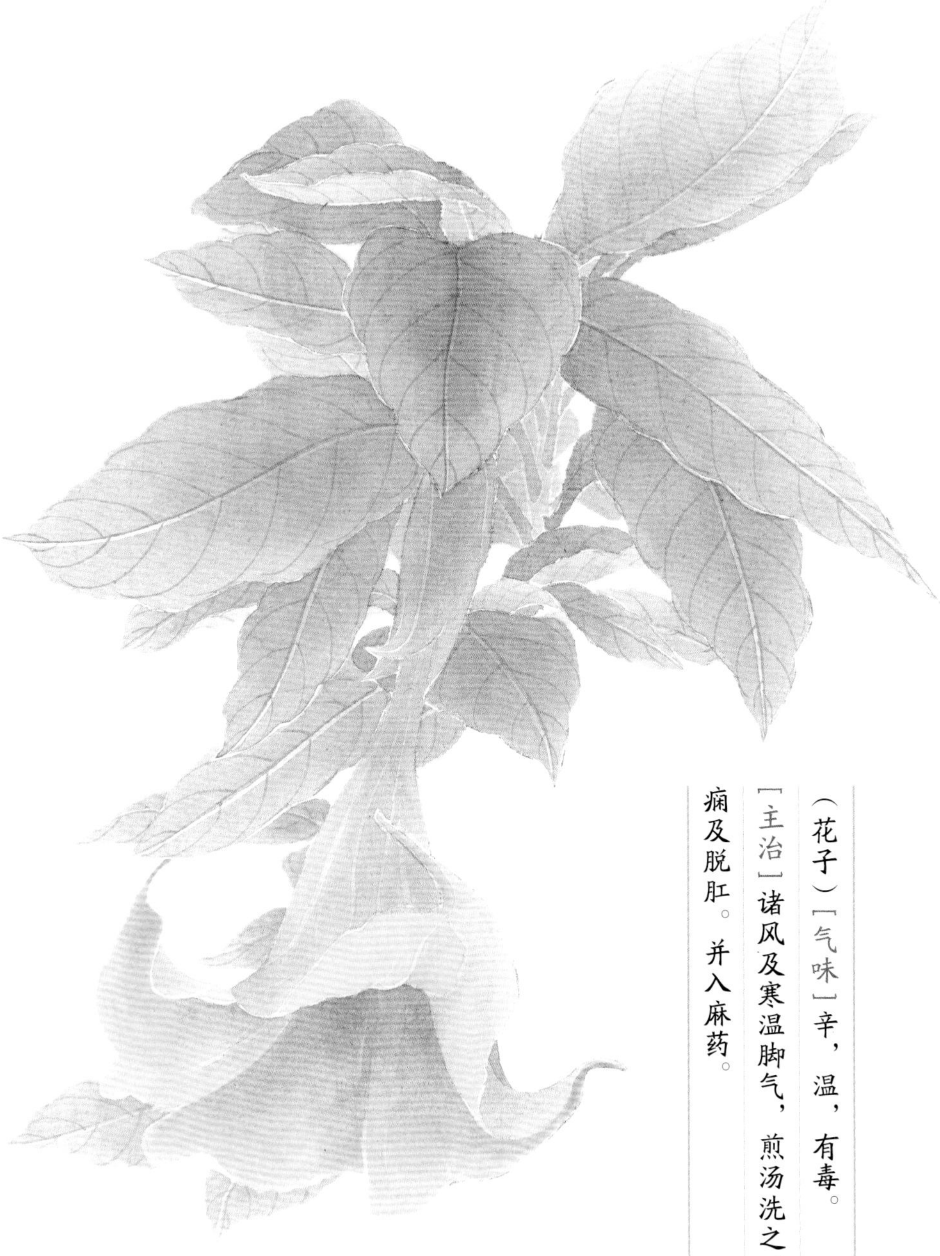

（花子）［气味］辛，温，有毒。

［主治］诸风及寒温脚气，煎汤洗之。又主治惊痫及脱肛。并入麻药。

五味子

Schisandra chinensis

[释名] 五味，皮肉甘、酸，核中辛、苦，都有咸味，此则五味具也。

集解

五味子科，五味子属植物的泛称。落叶木质藤本。单叶，互生。花单性，腋生，有细长花梗。果实为多数小型浆果排列在伸长花托上所成的穗状聚合果，下垂。有“北五味子”和“华中五味子”。前者花乳白或淡红色，雄蕊 5 枚；果深红色。后者花橙黄色，雄蕊 11 ~ 19 枚；果红色。

春初生苗，引赤蔓于高木，其长六七尺。叶尖圆似杏叶。三四月开黄白花，类莲花状。七月成实，丛生茎端，如豌豆许大，生青熟红紫，入药生曝不去子。今有数种，大抵相近。雷斅言小颗皮皱泡者，有白扑盐霜一重，其味酸咸苦辛甘皆全者为真也。五味今有南北之分，南产者色红，北产者色黑，入滋补药必用北产者乃良。

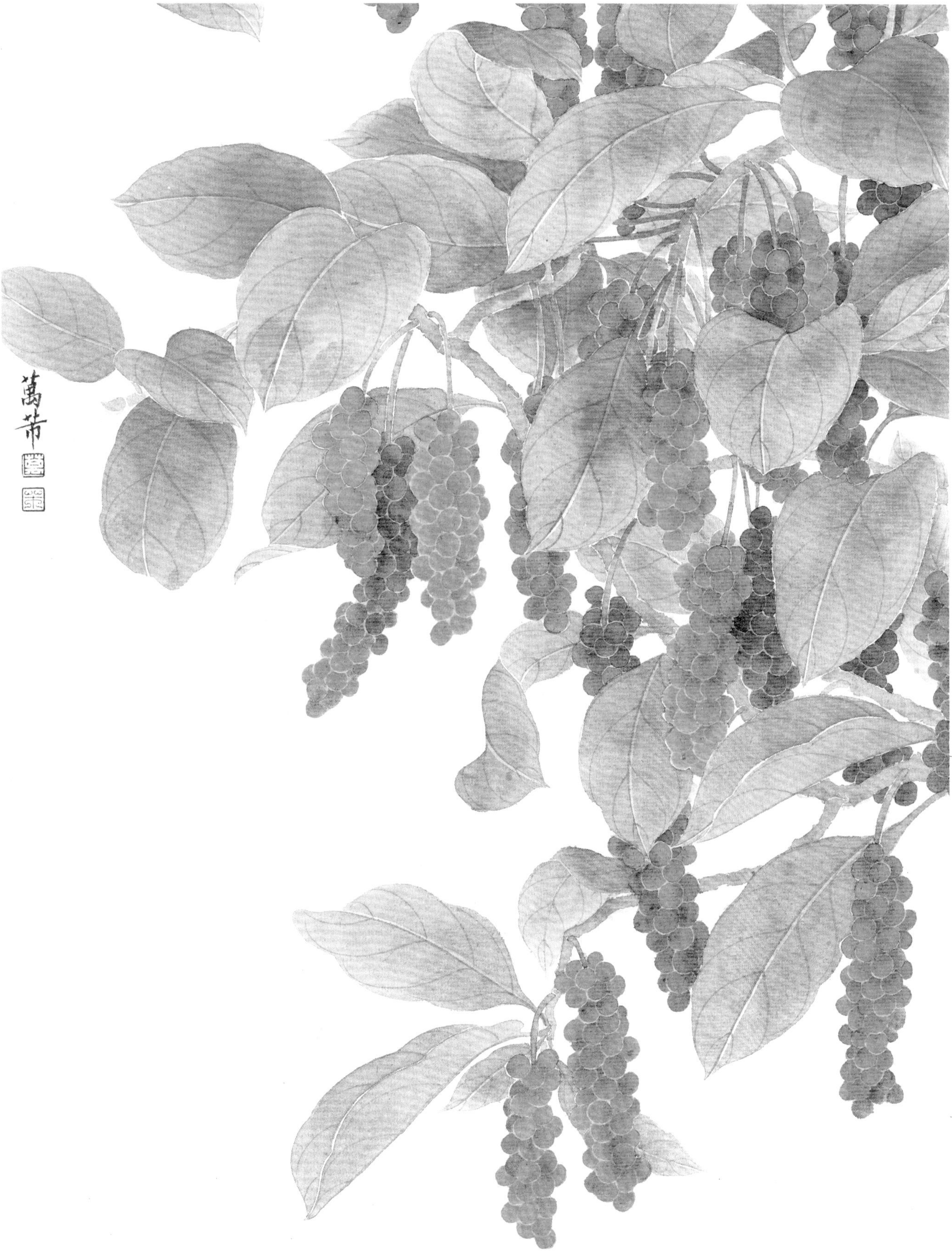

五味子 Schisandra chinensis

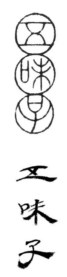

五味子

Schisandra chinensis

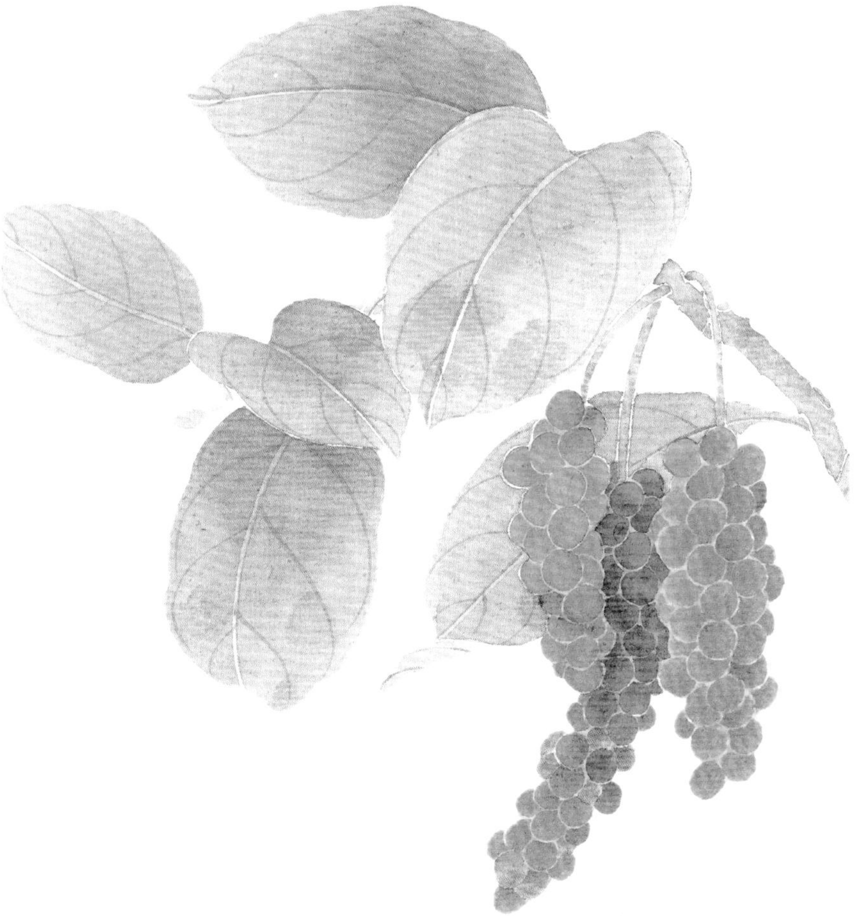

［气味］酸，温，无毒。

［主治］益气，咳逆上气，劳伤羸瘦，补不足，强阴，益男子精，养五脏，除热生阴中肌。酸咸入肝而补肾，辛苦入心而补肺，甘入中宫益脾胃。

使君子

Quisqualis indica

[释名] 俗传潘州郭使君疗小儿多是独用此物，后医家因号为使君子也。按嵇含《南方草木状》谓之留求子，疗婴孺之疾。则自魏、晋已用，但名异耳。

集解

亦称“舀求子”。使君子科。落叶藤本。叶对生，常呈长椭圆形。夏季开花，顶生穗状花序，花芳香，萼筒甚细长似花梗，花瓣五枚，初白后红。果实狭椭圆形，具五棱。

其藤如葛，绕树而上。叶青如五加叶。五月开花，一簇一二十葩，红色轻盈如海棠。其实长寸许，五瓣合成，有棱。先时半黄，老则紫黑。其中仁长如榧仁，色味如栗。

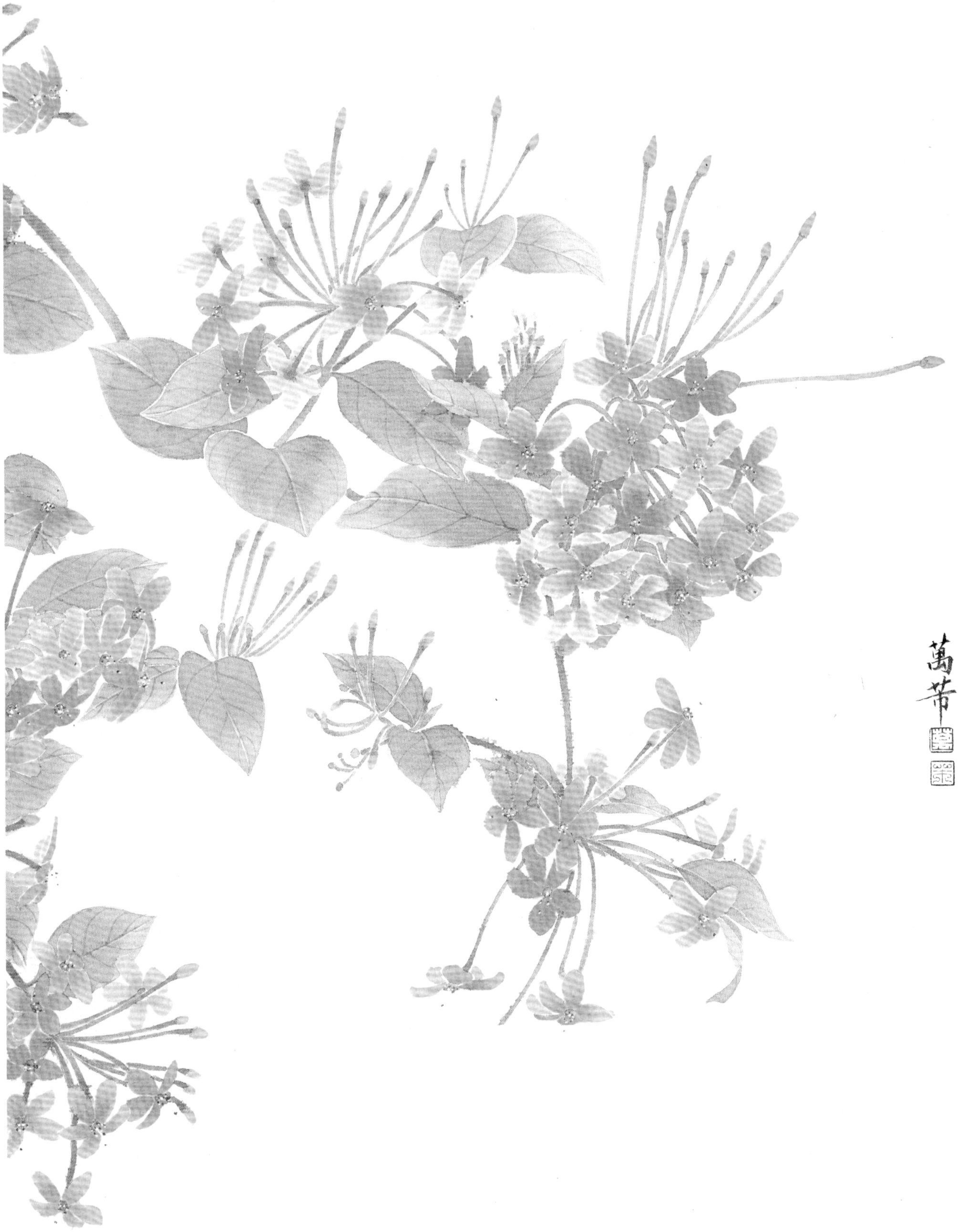

使君子 Quisqualis indica

使君子

Quisqualis indica

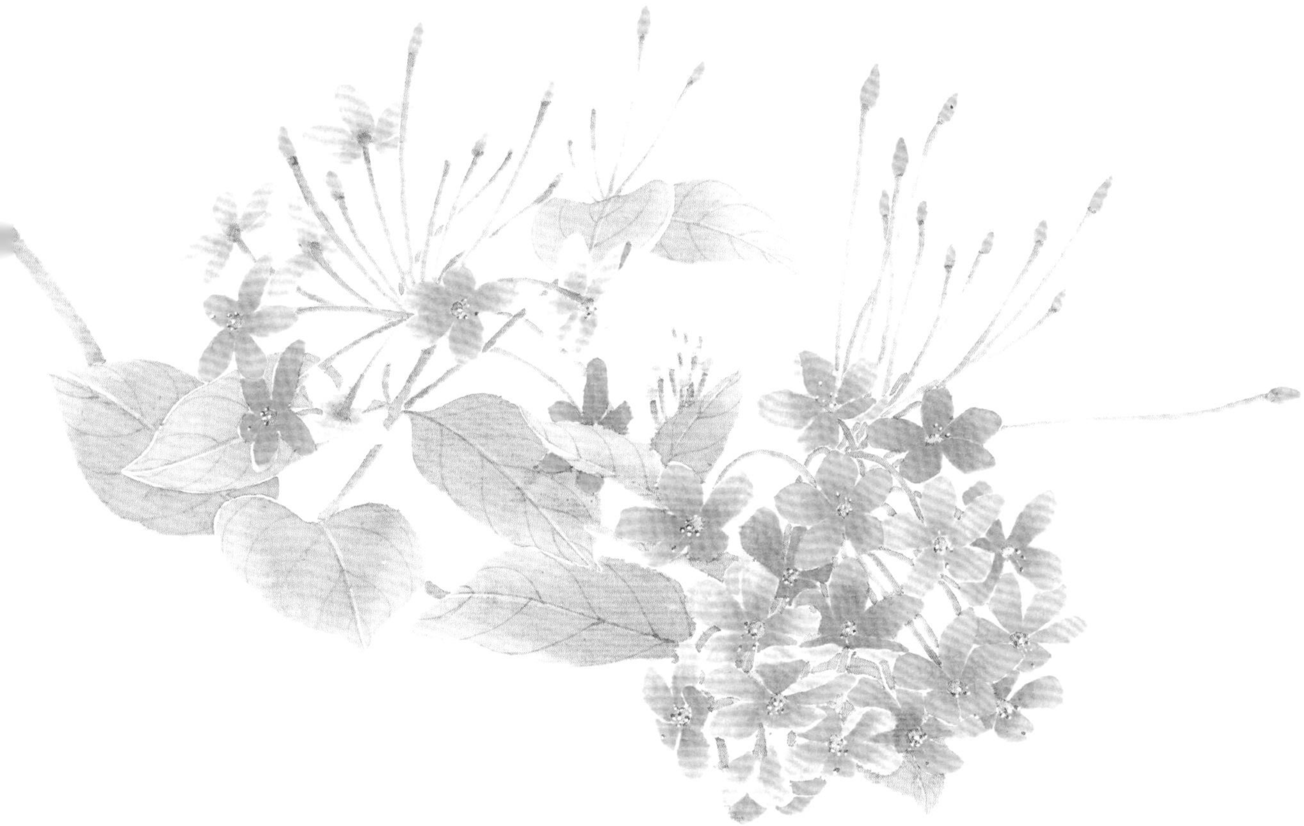

［气味］甘，温，无毒。

［主治］小儿五疳，小便白浊，杀虫，疗泻痢。健脾胃，除虚热，治小儿百病疮癣。

牵牛（子）

Pharbitis nil

[释名] 此药始出田野人牵牛谢药，故以名之。近人隐其名为黑丑，白者为白丑，盖以丑属牛也。

集解

亦称“牵牛花”“喇叭花”。旋花科。一年生缠绕草本，具短毛。叶互生，近心脏形，通常3裂。秋季开花，花冠漏头状，蓝色、淡紫色或白色。蒴果球形。种子卵状三棱形，有褐色短茸毛。

二月种子，三月生苗，作藤蔓绕篱墙，高者或二三丈。其叶青，有三尖角。七月生花，八月结实，外有白皮裹作毬。每毬内有子四五枚，大如荞麦，有三棱，有黑白二种，九月后收之。黑者处处野生尤多。其蔓有白毛，断之有白汁。叶有三尖，如枫叶。花不作瓣，如旋花而大。其实有蒂裹之，生青枯白。其核与棠梂子核一样，但色深黑尔。白者人多种之。其蔓微红，无毛有柔刺，断之有浓汁。叶团有斜尖，并如山药茎叶。其花小于黑牵牛花，浅碧带红色。其实蒂长寸许，生青枯白。

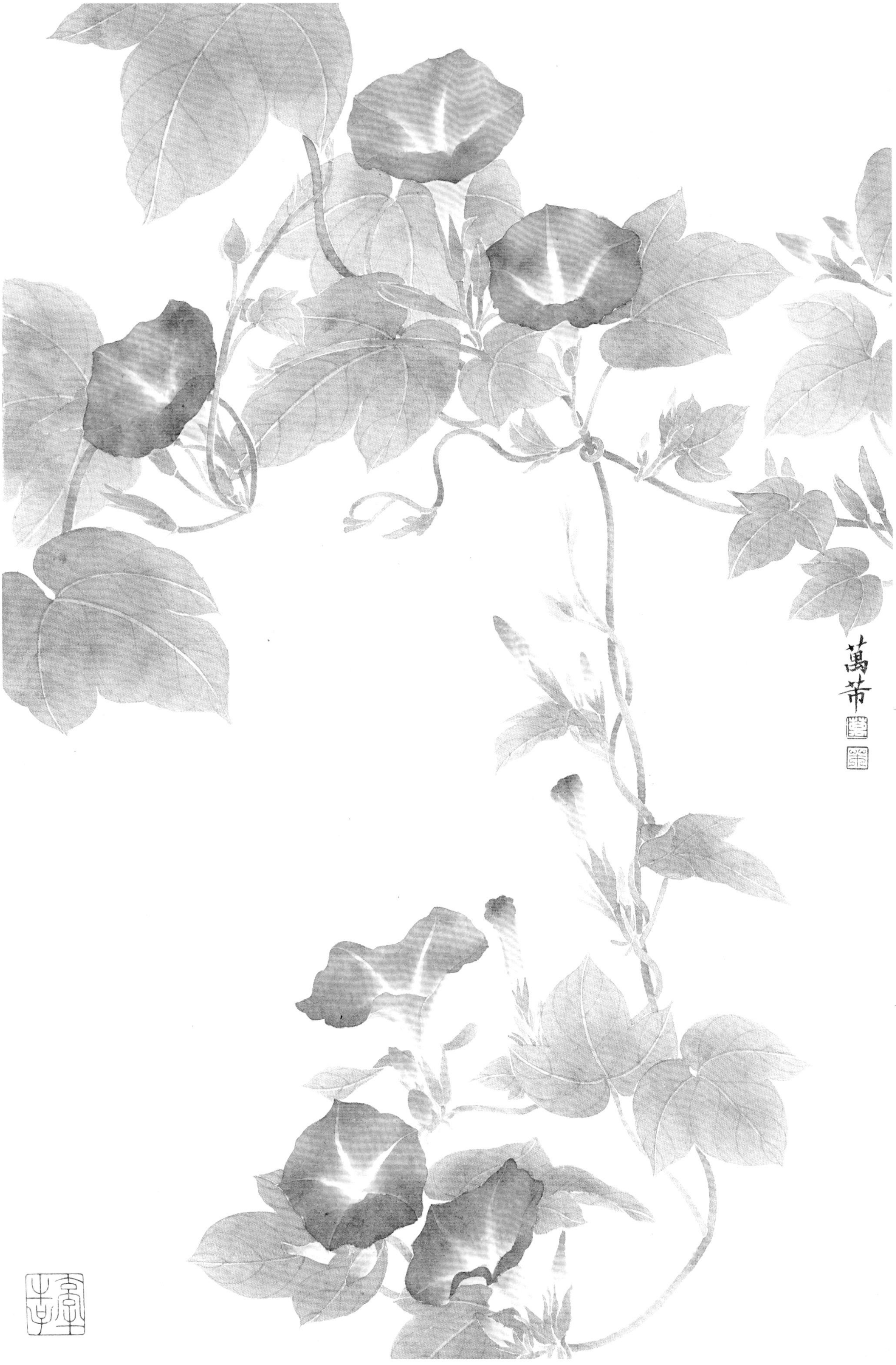

牵牛（子） Pharbitis nil

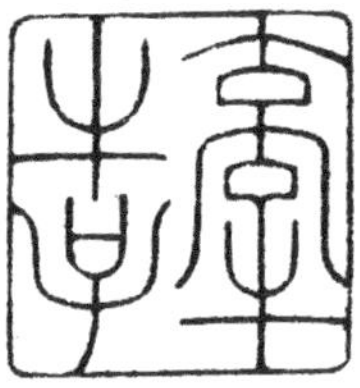

牵牛子

Pharbitis nil

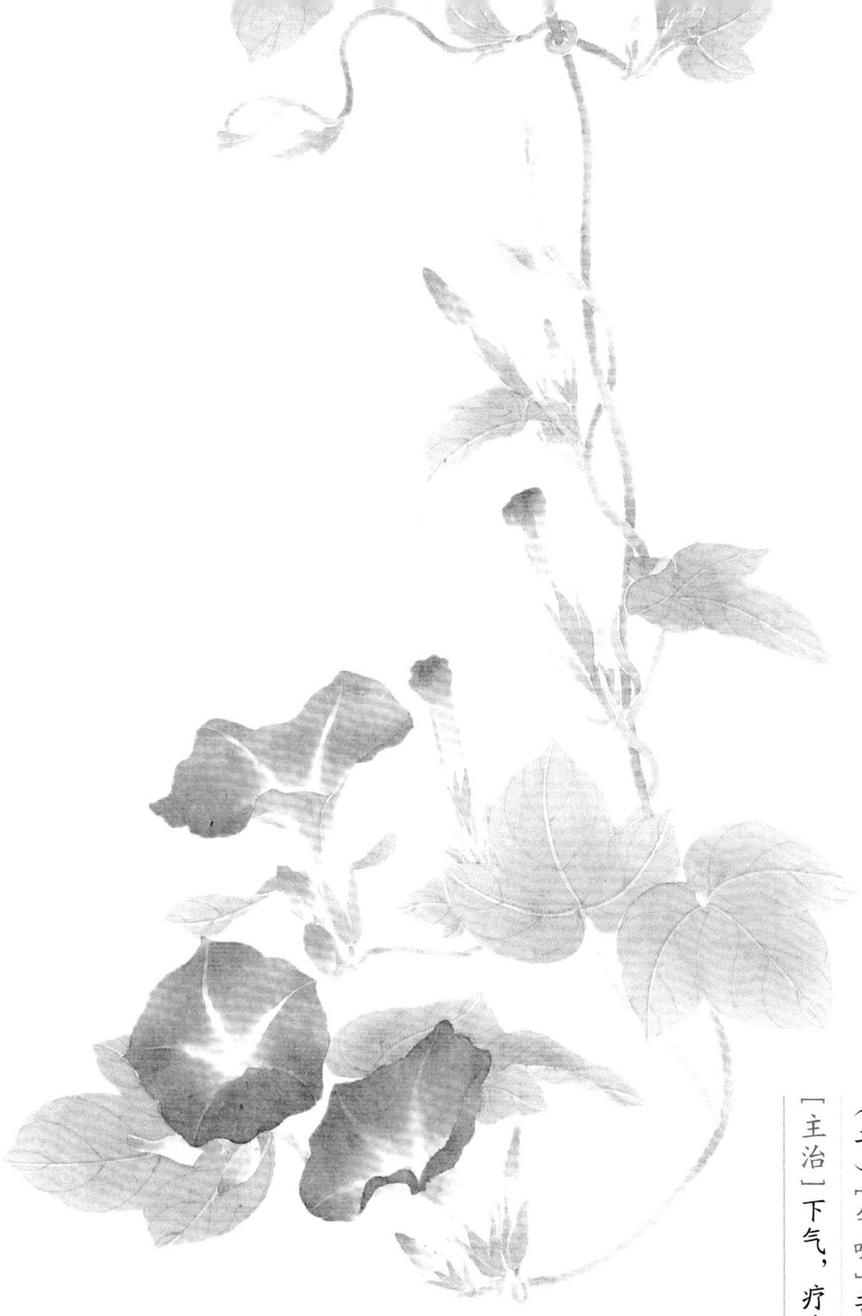

（子）［气味］苦，寒，有毒。

［主治］下气，疗脚满水肿，除风毒，利小便。

凌霄（花）

Campsis grandiflora

[释名]俗谓赤艳曰紫葳葳，此花赤艳，故名。附木而上，高数丈，故曰凌霄。

集解

亦称“紫葳”。紫葳科。落叶木质藤本，茎上生攀缘的气生根。叶对生，羽状复叶，小叶 7 ~ 9 枚，卵形至卵状披针形，背面干滑无毛，先端尾状渐尖，基部不对称。顶生聚伞圆锥花序，花大，花冠唇状漏斗形，红色或橘红色，蒴果长如荚。

凌霄野生，蔓才数尺，得木而上，即高数丈，年久者藤大如杯。春初生枝，一枝数叶，尖长有齿，深青色。自夏至秋开花，一枝十余朵，大如牵牛花，而头开五瓣，赭黄色，有细点，秋深更赤。八月结荚如豆荚，长三寸许，其子轻薄如榆仁、马兜铃仁。其根长亦如兜铃根状，秋后采之，阴干。

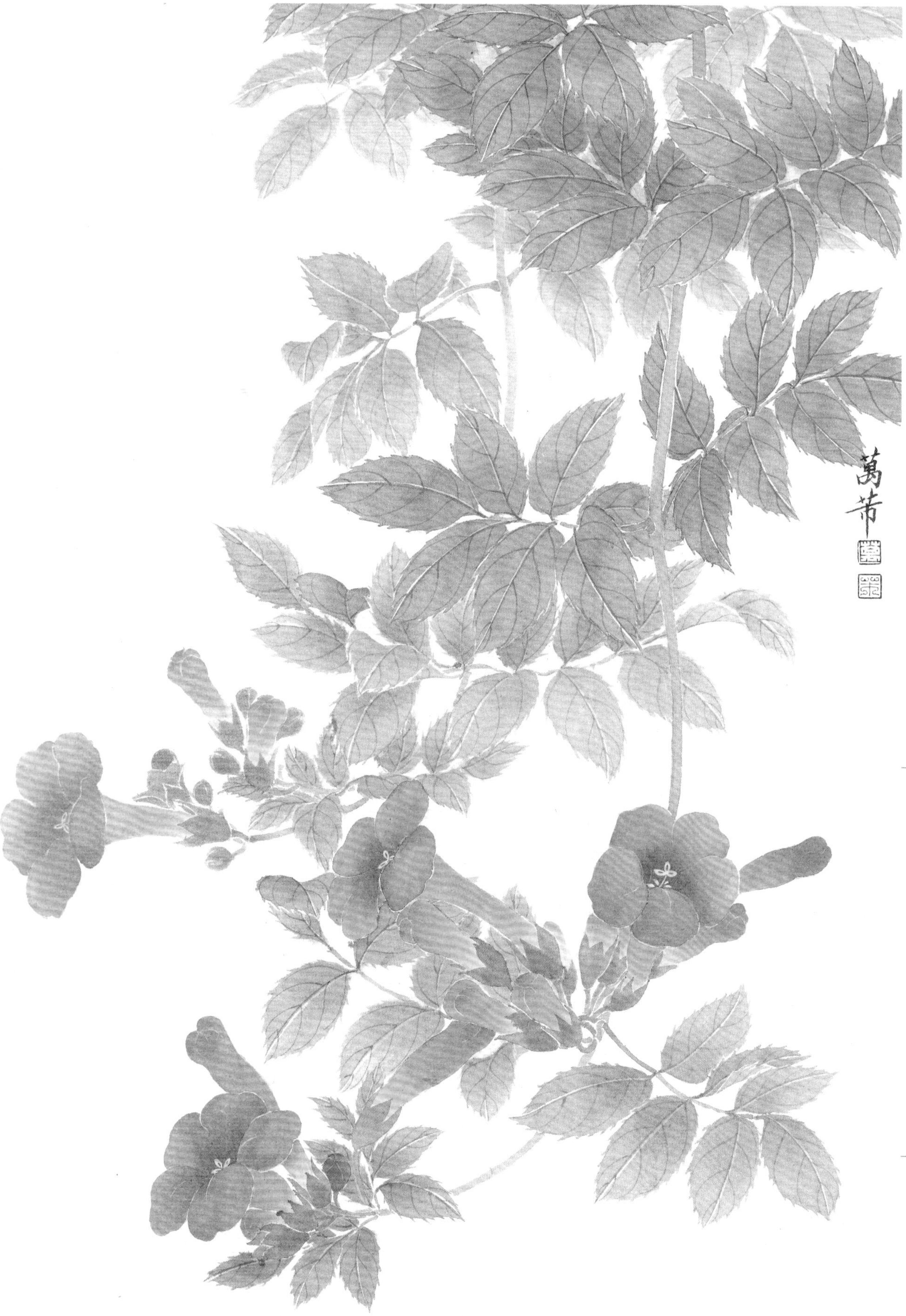

凌霄（花） Campsis grandiflora

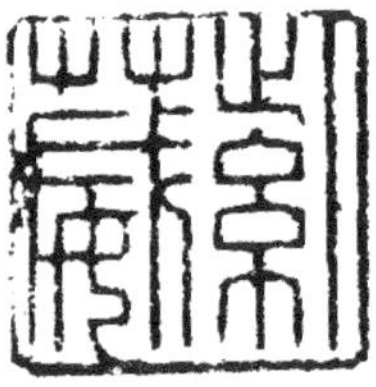

紫葳

Campsis grandiflora

花（根同）［气味］酸，微寒，无毒。

［主治］妇人产乳余疾，崩中，症瘕血闭，寒热羸瘦，养胎。

治喉痹热痛，凉血生肌。

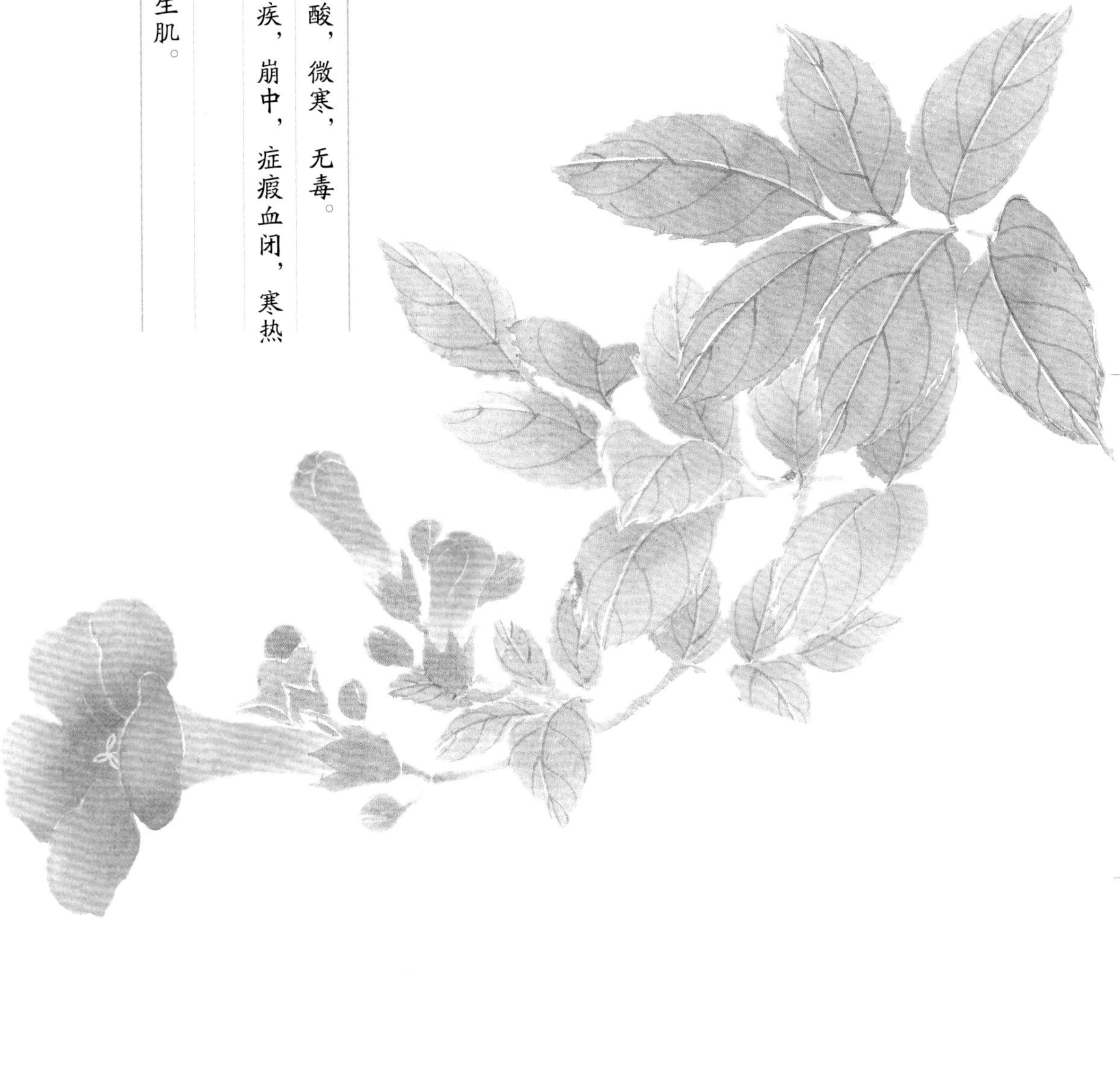

石斛

Dendrobium nobile

[释名] 石斛名义未详。其茎状如金钗之股，故古有金钗石斛之称。今蜀人栽之，呼为金钗花。

集解

亦称“金钗石斛”。兰科。多年生常绿草本，附生在树干上。茎直立，稍扁，丛生，黄绿色，有明显的节和纵槽纹，基部收窄。叶片长椭圆形，近革质，生于茎上部。夏季开花，花茎无叶，花白色，微带紫红，总状花序。

石斛多在山谷中。五月生苗，茎似小竹节，节间出碎叶。七月开花，十月结实。其根细长，黄色。惟生石上者为胜。生石上，细实，以桑灰汤沃之，色如金，形如蚱蜢髀者佳。石斛细若小草，长三四寸，柔韧，折之如肉而实。石斛丛生石上。其根纠结甚繁，干则白软。其茎叶生皆青色，干则黄色。开红花。节上自生根须。人亦折下，以砂石栽之，或以物盛挂屋下，频浇以水，经年不死，俗称为千年润。处处有之，以蜀中者为胜。

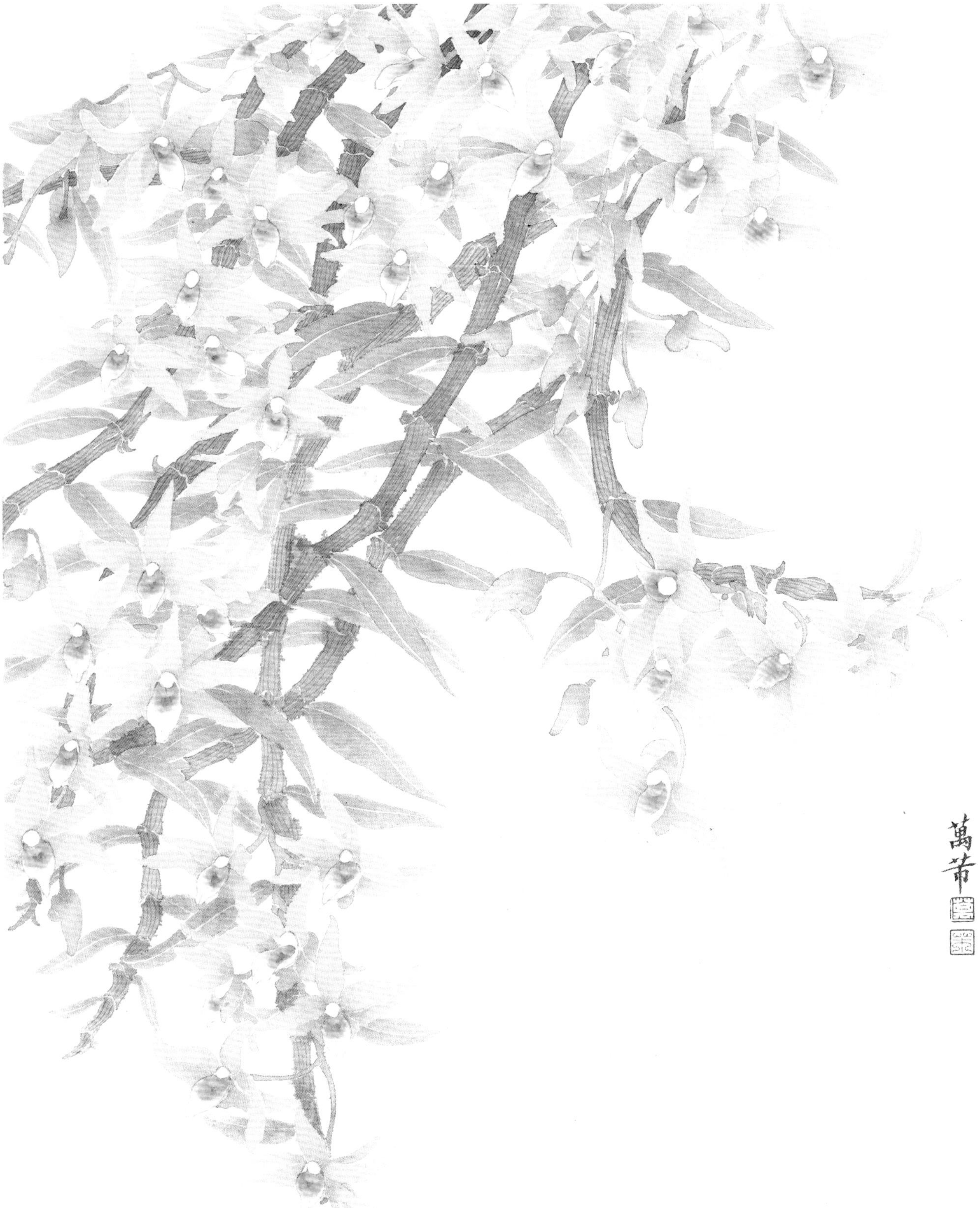

093

石斛 Dendrobium nobile

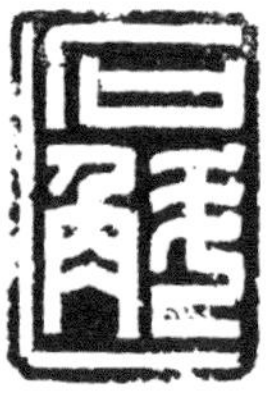

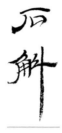

石斛

Dendrobium nobile

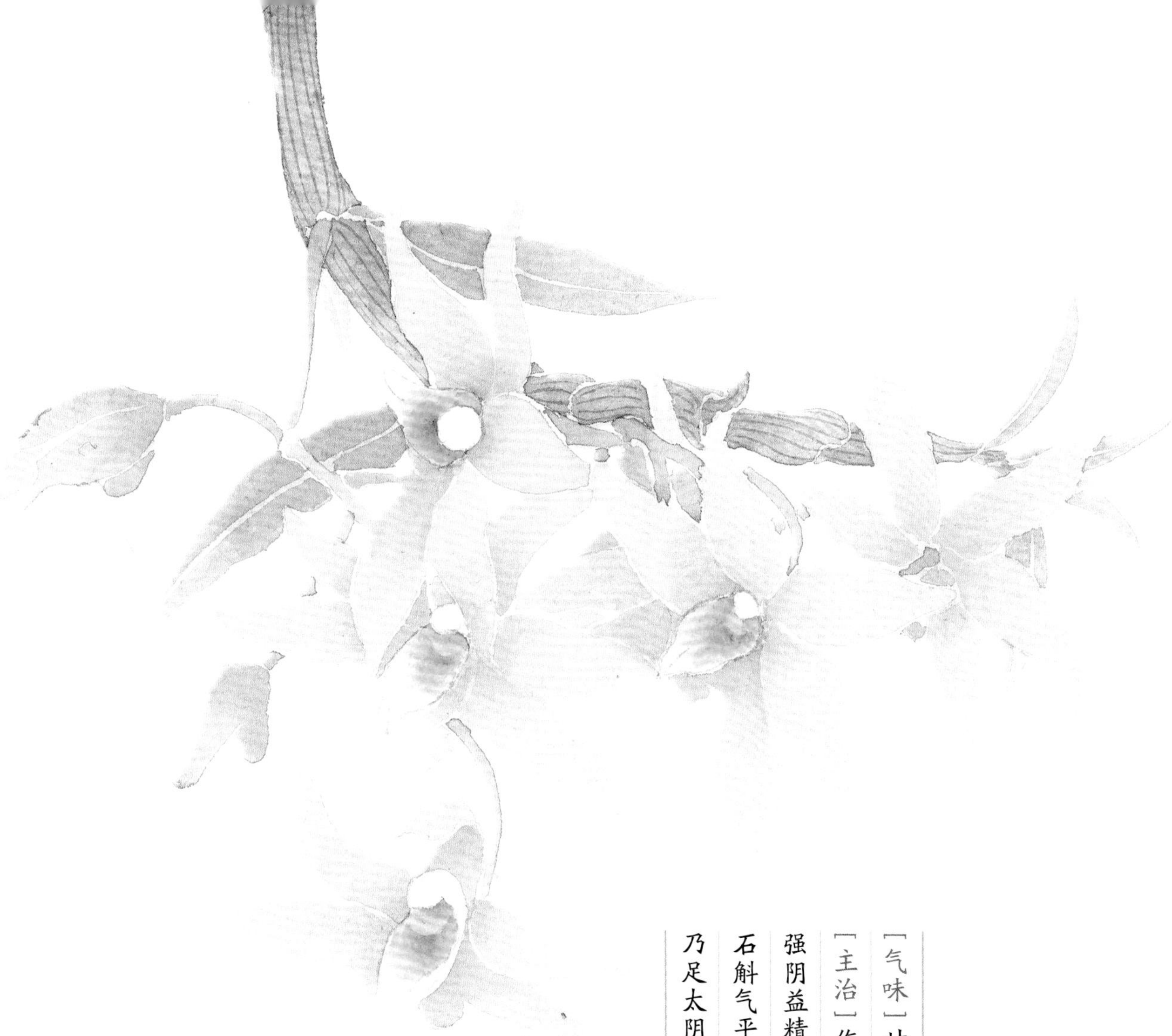

〔气味〕甘，平，无毒。

〔主治〕伤中，除痹下气，补五脏虚劳羸瘦，强阴益精。久服，厚肠胃。

石斛气平，味甘、淡、微咸，阴中之阳，降也。乃足太阴脾、足少阴右肾之药。

苜蓿

Medicago sativa

[释名] 苜蓿，郭璞作牧蓿。谓其宿根自生，可饲牧牛马也。又罗愿《尔雅翼》作木粟，言其米可炊饭也。葛洪《西京杂记》云：乐游苑多苜蓿。风在其间，常萧萧然。日照其花有光采。故名怀风，又名光风。又一说古大宛语 buksuk 音译。

集解

又称“紫苜蓿”。豆科。一年生或多年生草本。植株高 30 ~ 90 厘米，分枝多，植株生长时许多茎从根颈处生出。茎上有多数具 3 小叶的复叶。枝顶的腋芽生成总状花序。花小。荚果螺旋形，含 2 ~ 8 枚乃至更多的种子。

杂记言苜蓿原出大宛，汉使张骞带归中国。然今处处田野有之，年年自生。刈苗作蔬，一年可三刈。二月生苗，一科数十茎，茎颇似灰藋。一枝三叶，叶似决明叶，而小如指顶，绿色碧艳。入夏及秋，开细黄花。结小荚圆扁，旋转有刺，数荚累累，老则黑色。

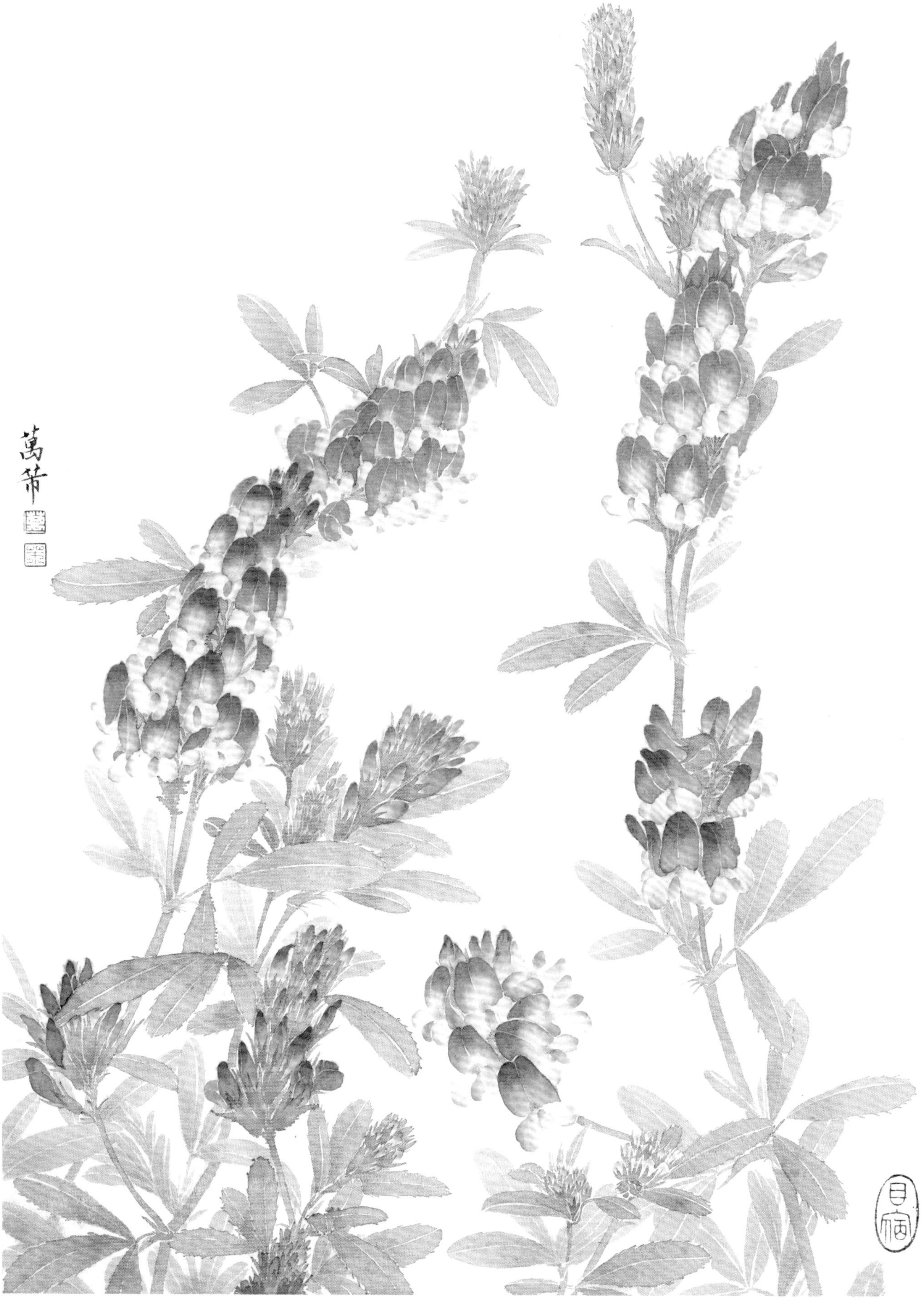
萬芾

苜蓿

Medicago sativa

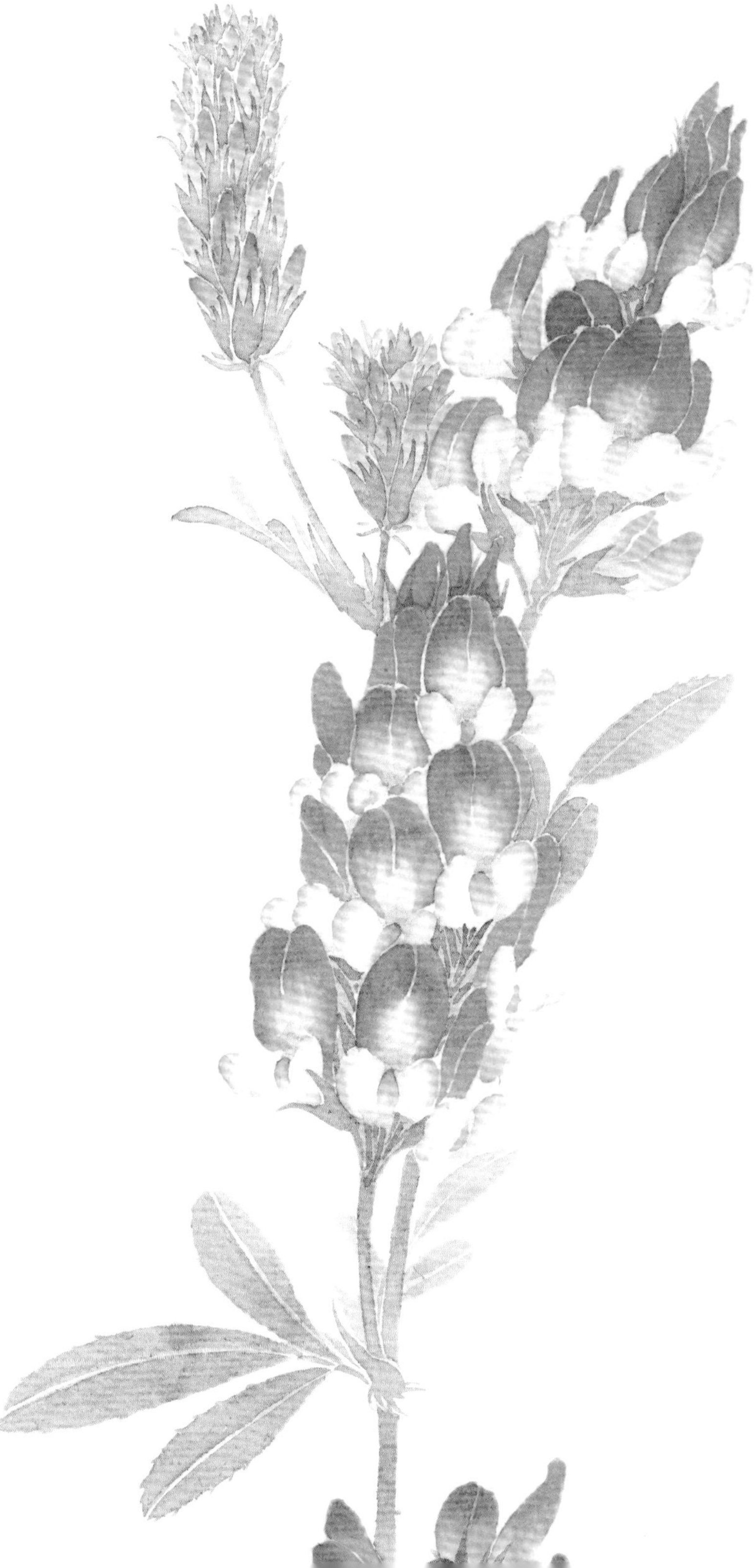

［气味］苦，平，涩，无毒。

［主治］安中利人，可久食。

百合

Lilium brownii

[释名]百合之根，以众瓣合成也。或云专治百合病故名，亦通。其根如大蒜，其味如山薯，故俗称蒜脑薯。顾野王《玉篇》亦云，䰳乃百合蒜也。此物花、叶、根皆四向，故曰强瞿。凡物旁生谓之瞿，义出《韩诗外传》。

集解

亦称“强瞿”。百合科。多年生宿根草本。地下有扁球形或近球形的鳞茎，由鳞片层层抱合而成，鳞片肉质肥厚。早春于鳞茎中抽出花茎，花茎叶腋有时生珠芽。夏季开花，花被6片，有红黄、黄、白或绿色。

百合一茎直上，四向生叶。叶似短竹叶，不似柳叶。五六月茎端开大白花，长五寸，六出，红蕊四垂向下，色亦不红。百合结实略似马兜铃，其内子亦似之。其瓣种之，如种蒜法。山中者，宿根年年自生。

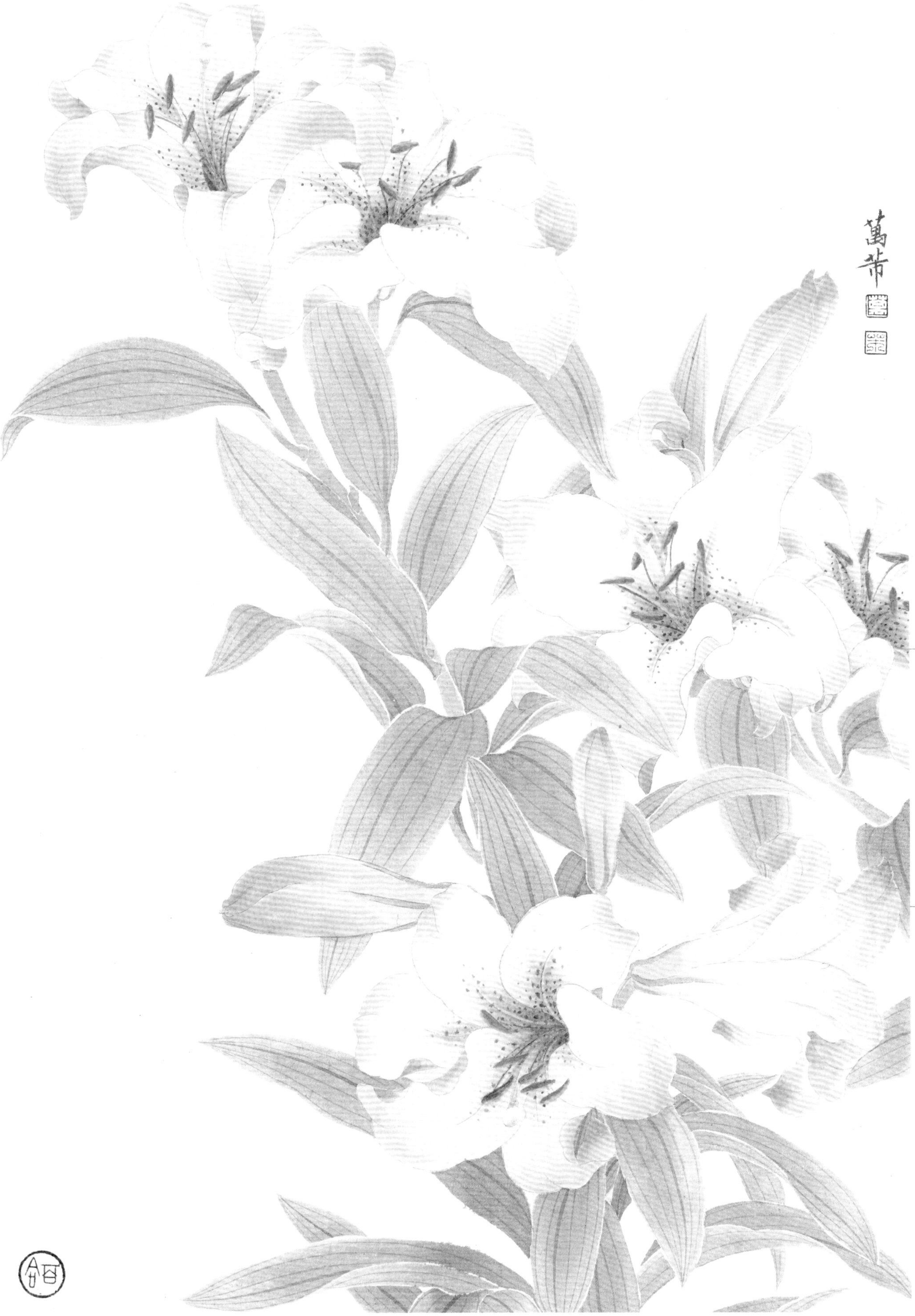

百合 Lilium brownii

百合

Lilium brownii

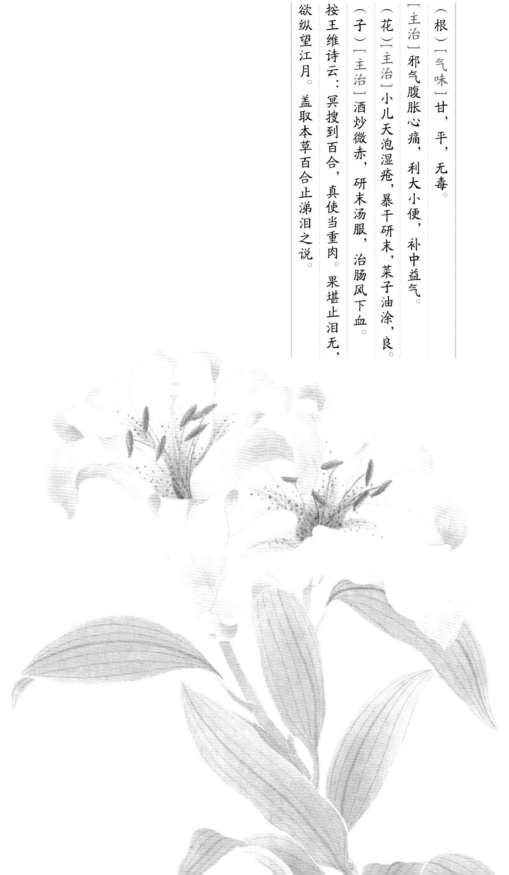

（根）［气味］甘，平，无毒。

［主治］邪气腹胀心痛，利大小便，补中益气。

（花）［主治］小儿天泡湿疮，暴干研末，菜子油涂，良。

（子）［主治］酒炒微赤，研末汤服，治肠风下血。

按王维诗云：冥搜到百合，真使当重肉。果堪止泪无，欲纵望江月。盖取本草百合止涕泪之说。

丁香

Syzygium aromaticum

[释名] 鸡舌香与丁香同种，花实丛生，其中心最大者为鸡舌（如鸡舌，故名），乃是母丁香也。按《齐民要术》云：鸡舌香俗人以其似丁子，故呼为丁子香。宋嘉祐本草重出鸡舌，今并为一。

集解

亦称“丁子香”“鸡舌”。桃金娘科。常绿乔木。高约 8 ~ 12 米。叶对生，革质，卵状长椭圆形。夏季开花，花淡紫色，芳香，聚伞状圆锥花序。浆果长倒卵形至长椭圆形，称“母丁香”。干燥花蕾入药，称“公丁香”。鸡舌香树叶及皮并似栗，花如梅花，子似枣核，此雌树也，不入香用。其雄树虽花不实，采花酿之以成香。二月、三月花开，紫白色。至七月方始成实，小者为丁香，大者（如巴豆）为母丁香。

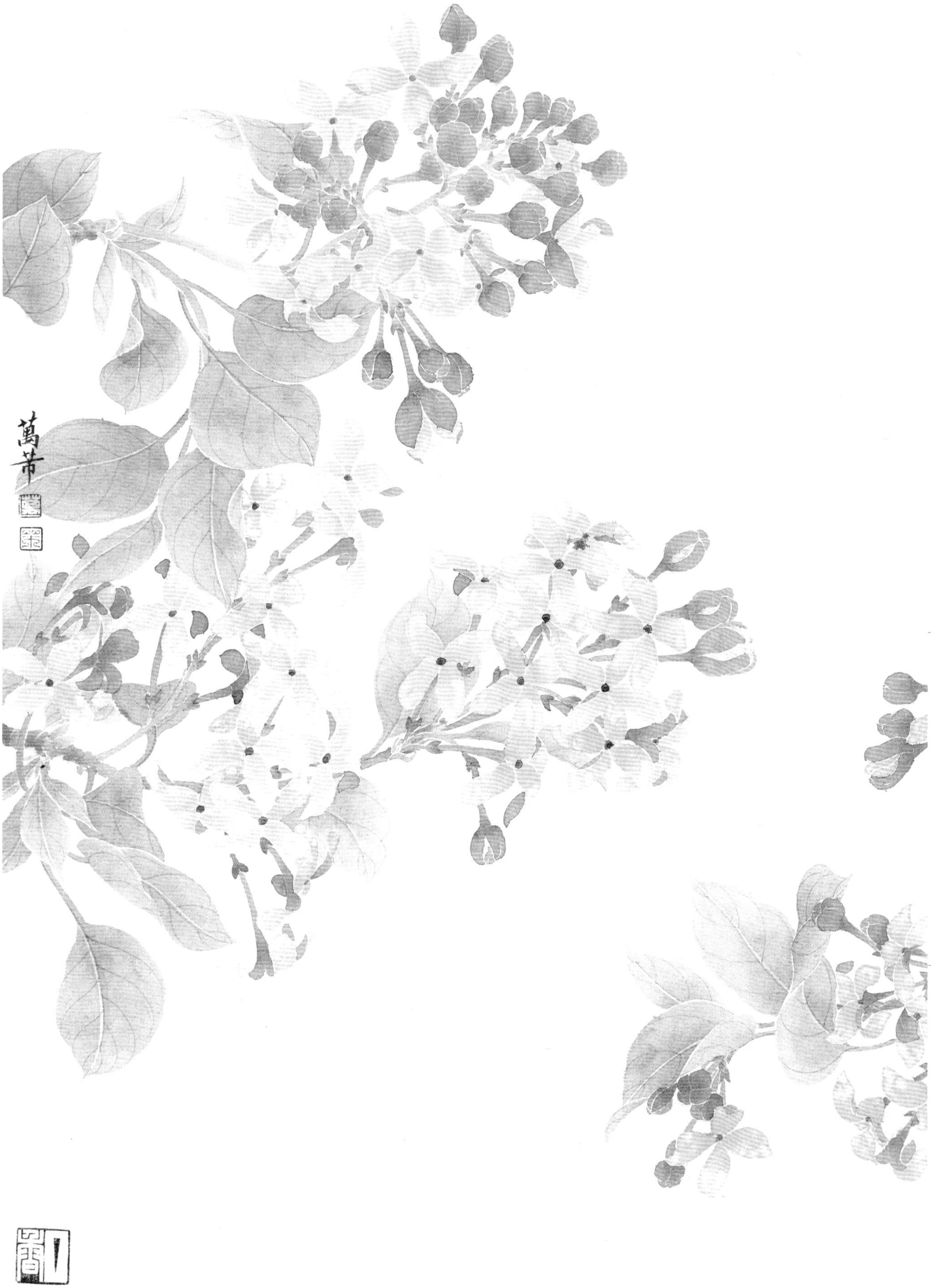
萬芾

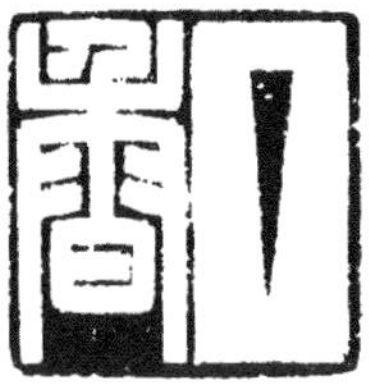

丁香

Syzygium aromaticum

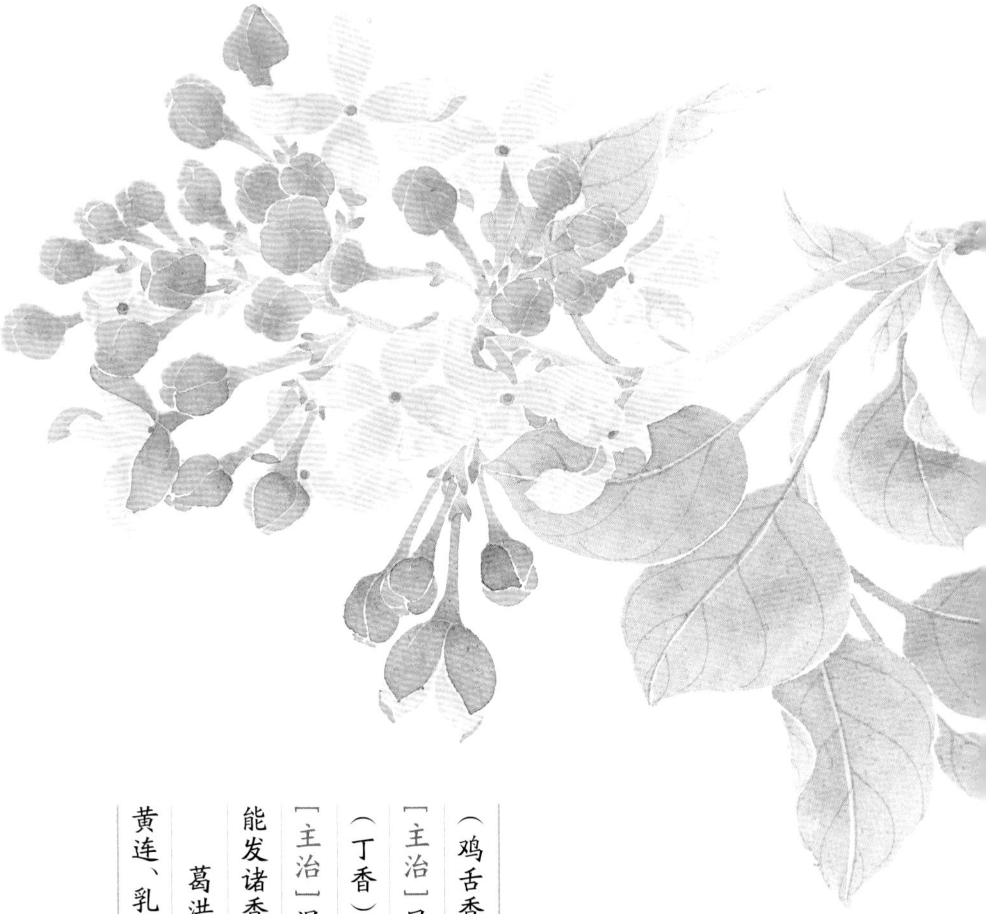

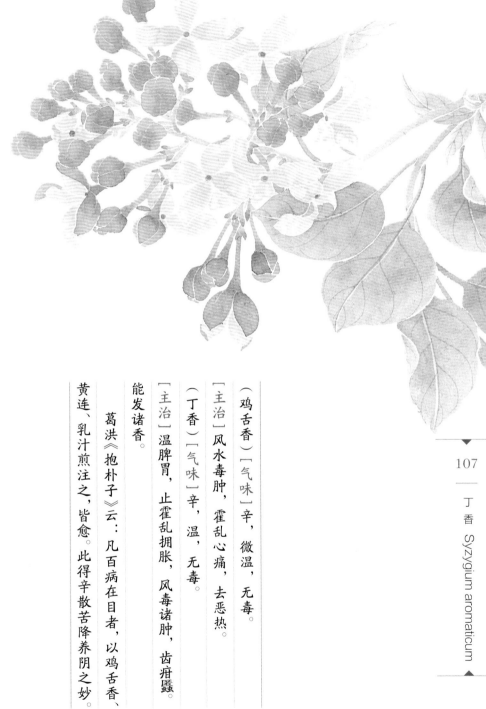

（鸡舌香）［气味］辛，微温，无毒。
［主治］风水毒肿，霍乱心痛，去恶热。
（丁香）［气味］辛，温，无毒。
［主治］温脾胃，止霍乱拥胀，风毒诸肿，齿疳䘌。
能发诸香。

葛洪《抱朴子》云：凡百病在目者，以鸡舌香、黄连、乳汁煎注之，皆愈。此得辛散苦降养阴之妙。

紫荆

Cercis chinensis

[释名] 其木似黄荆而色紫，故名。

集解

豆科。落叶灌木。叶互生，近圆形，基部心形。早春先叶开花，紫红色，簇生。荚果长而扁，通常下垂，有宽约 1.5 毫米的翅。

木似黄荆，叶小无桠，花深紫可爱。至秋子熟，正紫，圆如小珠，名紫珠。春开紫花甚细碎，共作朵生，出无常处，或生于木身之上，或附根上枝下，直出花。花罢叶出，光紧微圆。高树柔条，其花甚繁，岁二三次。其皮入药，以川中厚而紫色味苦如胆者为胜。

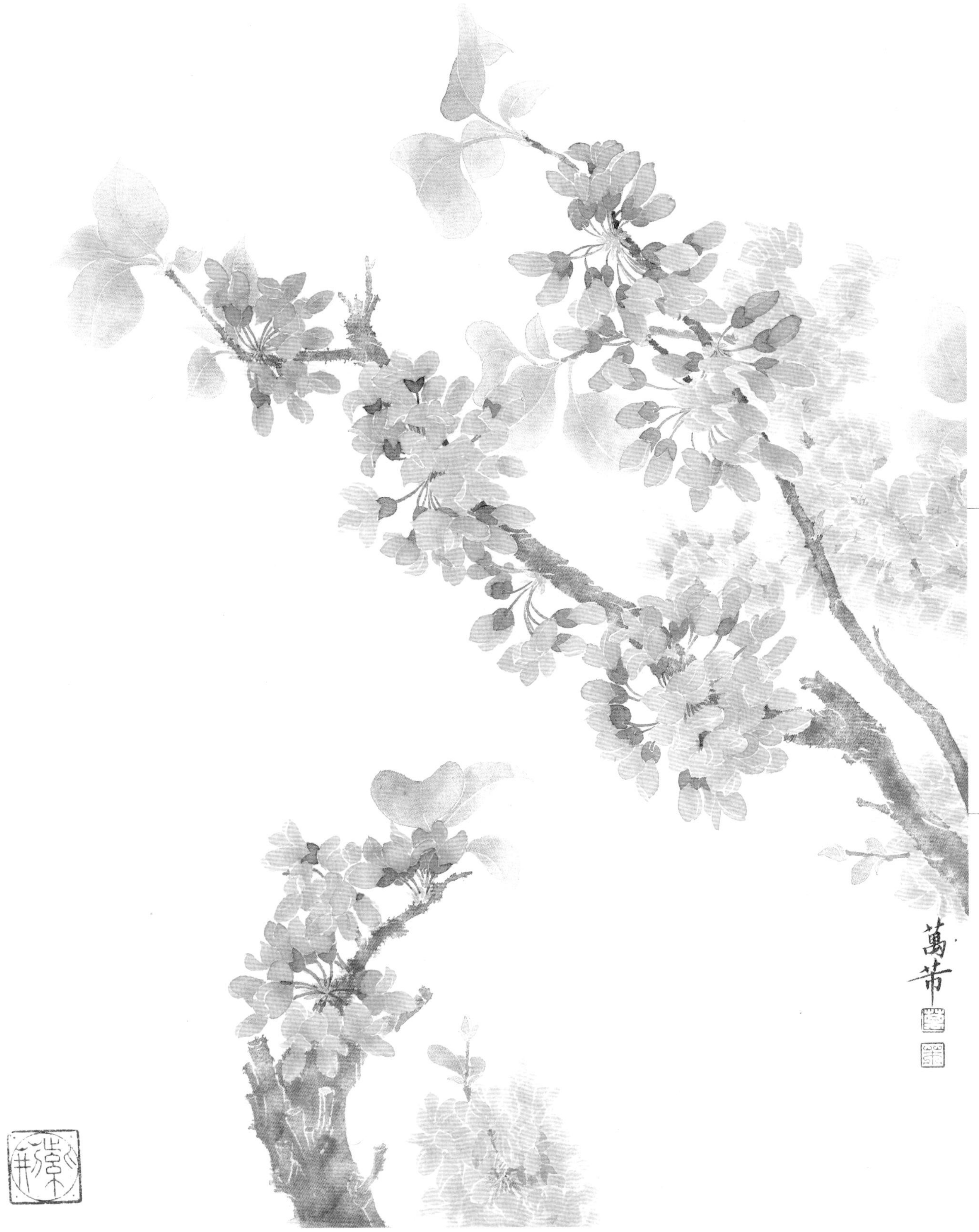

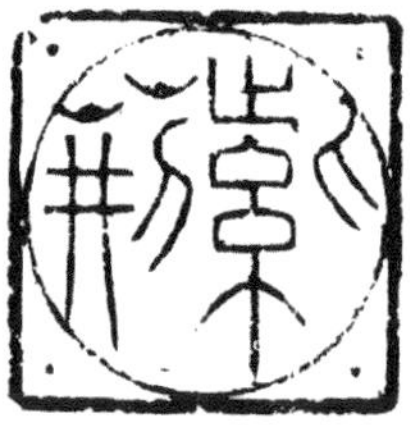

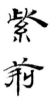

紫荆

Cercis chinensis

（木并皮）［气味］苦，平，无毒。

［主治］破宿血，下五淋，浓煮汁服。

紫荆气寒味苦，色紫性降，入手、足厥阴血分。寒胜热，苦走骨，紫入营。故能活血消肿，利小便而解毒。

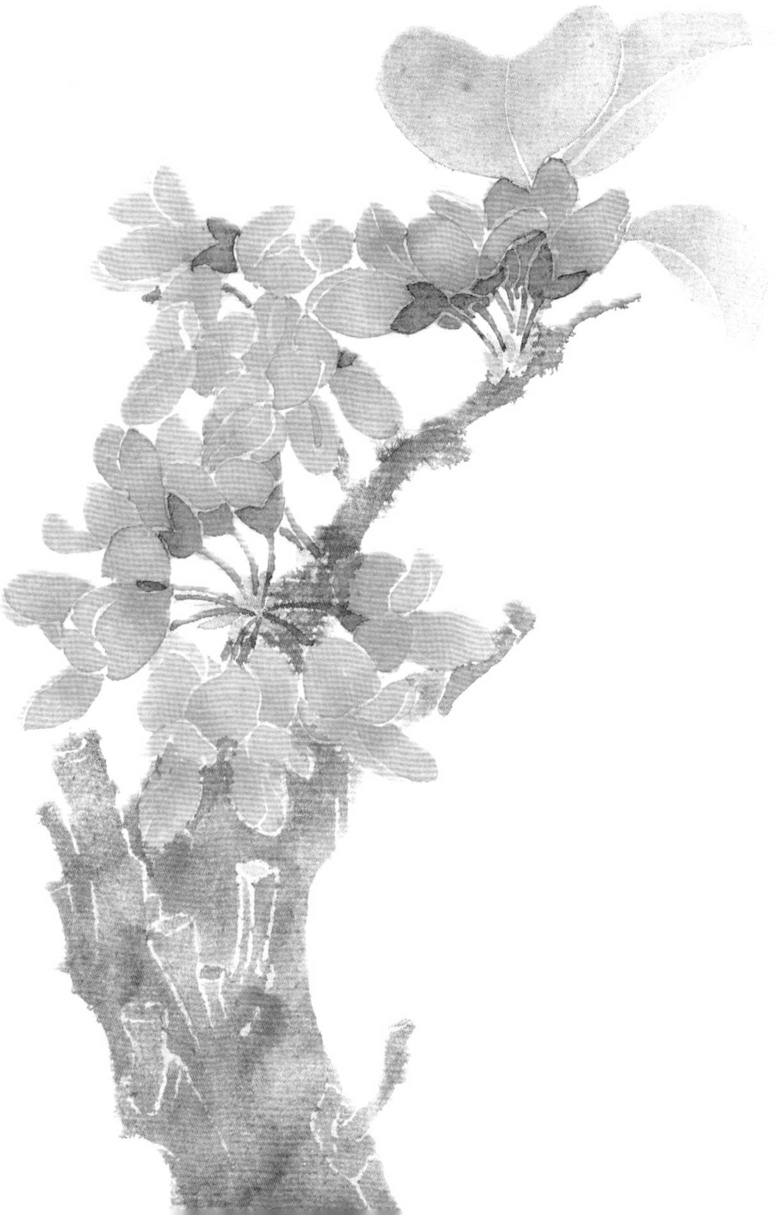

满山红

Rhododendron simsii

[释名] 因其开花之时花色鲜艳且成片，远观满山遍野一片红，故名满山红。

集解

亦称“杜鹃花”“映山红”。杜鹃花科。半常绿或落叶灌木。分枝多，密被糙伏毛。叶互生，卵状椭圆形，春叶较短，夏叶较长，上面有糙伏毛，下面的毛较密。春季开花，花冠阔漏斗形，红色。蒴果卵球形，密被糙毛，花萼宿存。

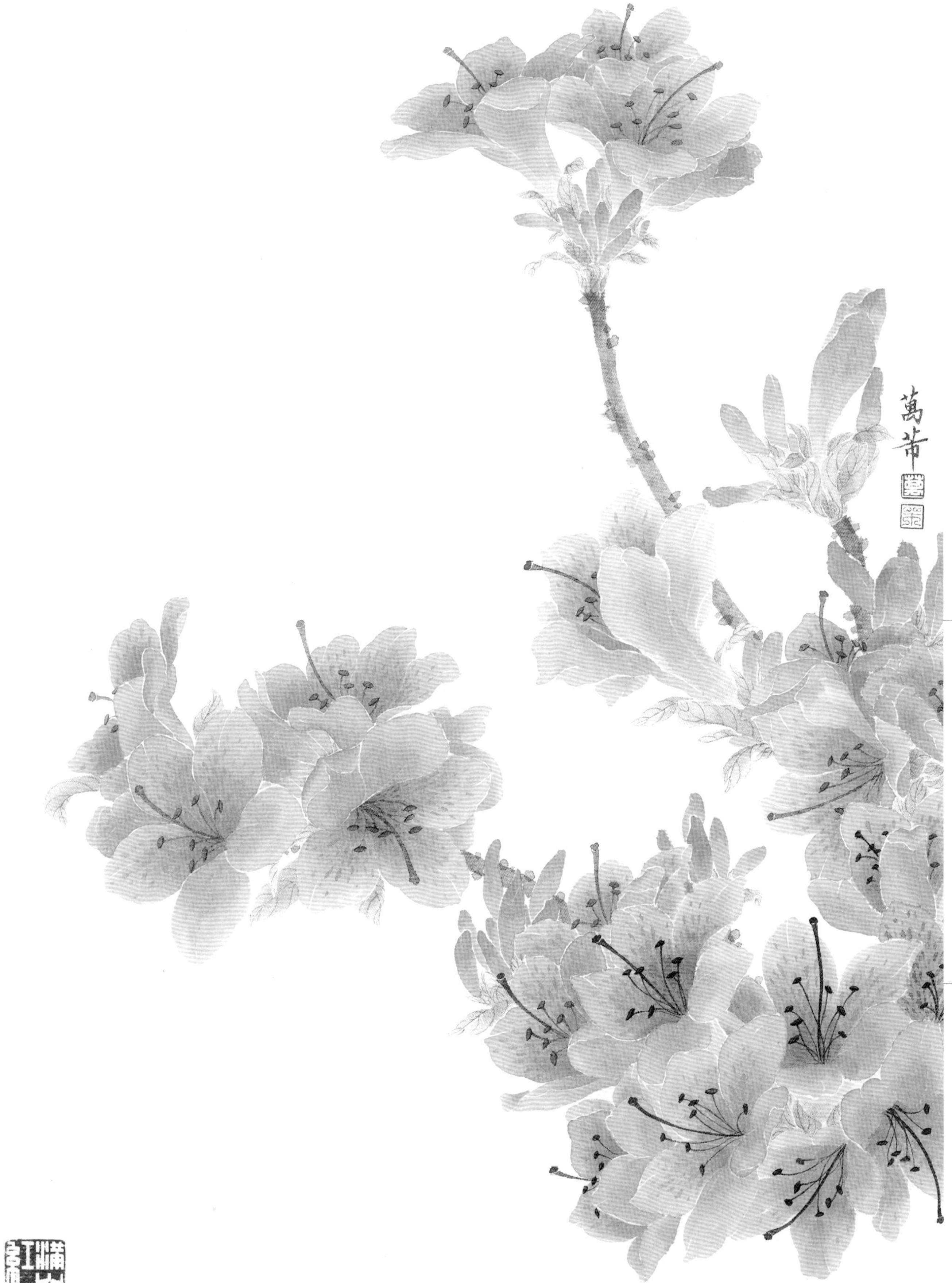
萬芾

满山紅

Rhododendron dauricum L

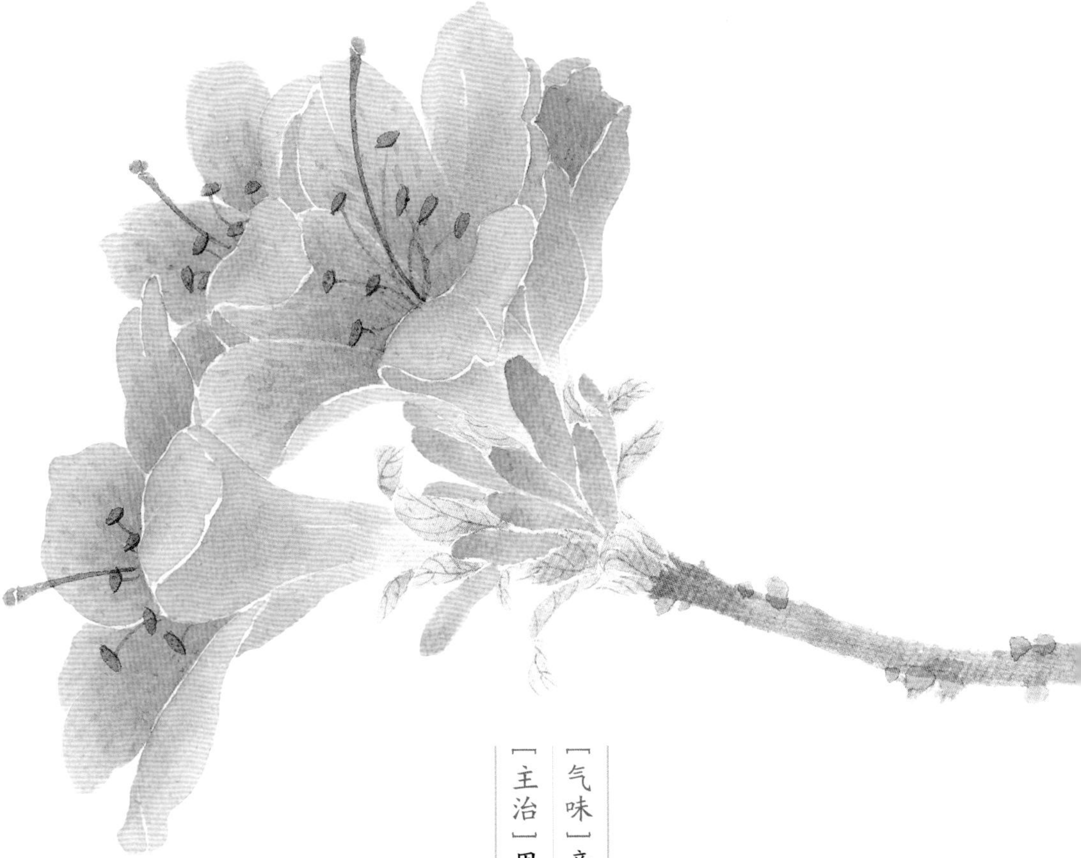

［气味］辛，苦，性温。

［主治］用于咳嗽气喘痰多。

金莲花

Trollius chinensis

[释名]人蓡年深，浸渐长成者，根如人形，有神，故谓之人蓡、神草。

集解

毛茛科。多年生草本，无毛。基生叶具长炳，叶片五角形，3 全裂，中央裂片菱形，再 3 裂至中近部，二回裂片有小裂片和锐齿。夏季开花，花大，多单生，萼片花瓣状，椭圆状倒卵形，黄色；花瓣线形。

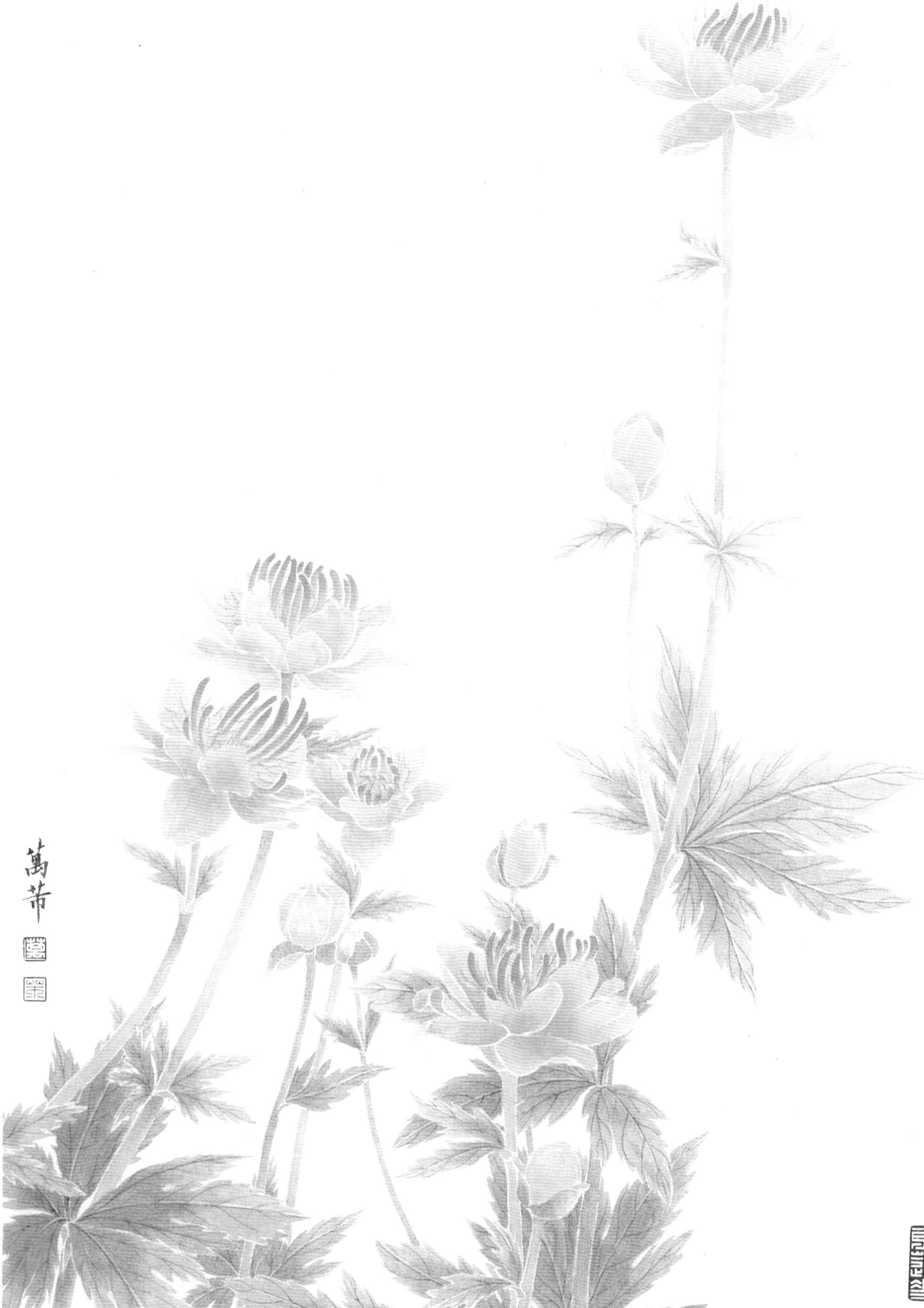

金莲花 Trollius chinensis

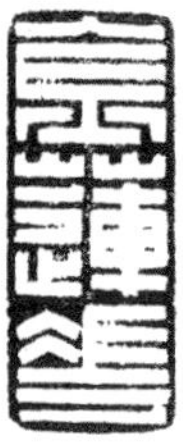

金蓮花

Trollius chinensis

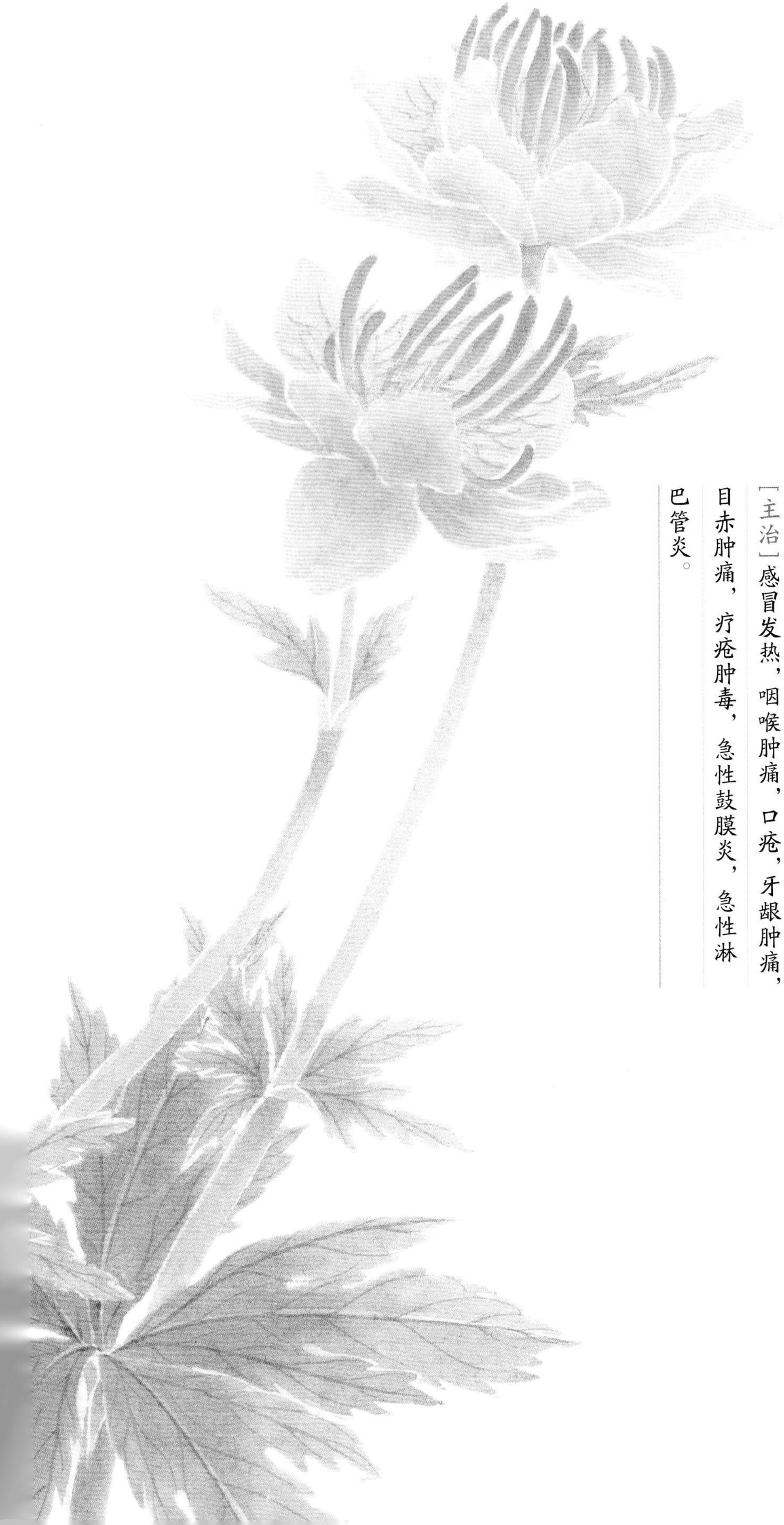

［气味］苦，寒，有毒。

［主治］感冒发热，咽喉肿痛，口疮，牙龈肿痛，目赤肿痛，疔疮肿毒，急性鼓膜炎，急性淋巴管炎。

红景天

Rhodioia rosea

［释名］大株红景天。

集解

亦称“扫罗玛布尔”（藏名）。景天科。多年生草本。根粗壮，直生，根颈短，有鳞片。单叶互生，形状多变，长圆形至长圆状卵形，基部稍抱茎。春季开花，花黄绿色，多花密集排列成顶生的伞房状花序。蓇葖果直立，披针形。种子一侧有窄翅。

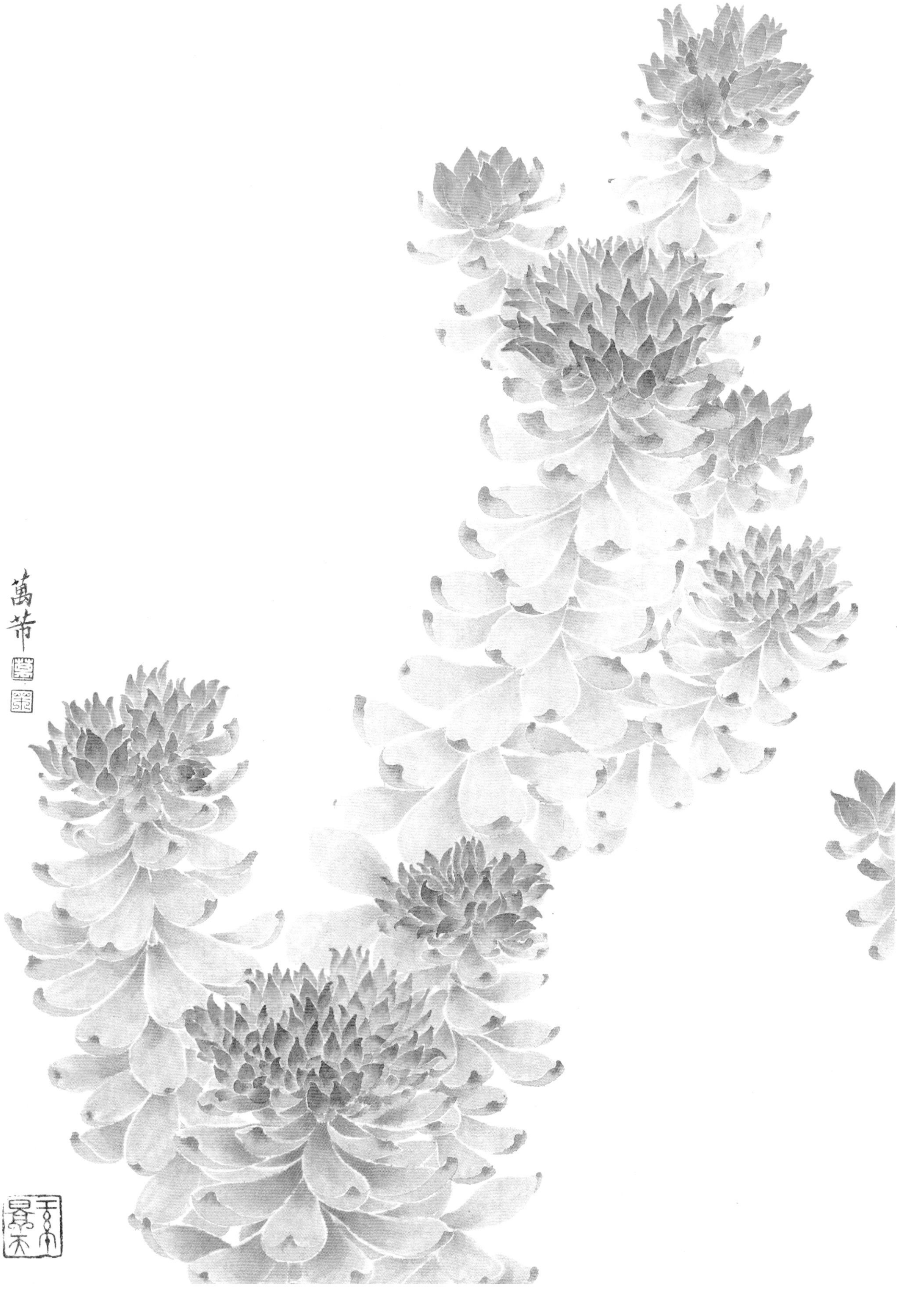
萬芾

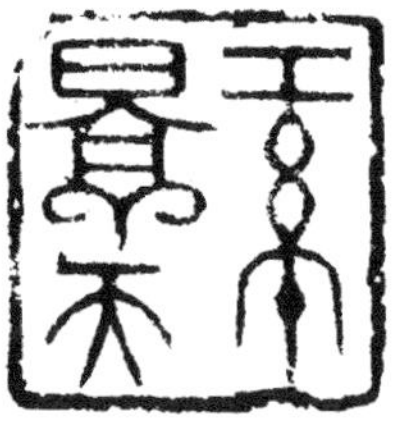

紅景天

Rhodioia rosea

【气味】寒，甘，涩。

【主治】气虚体弱，病后畏寒，气短乏力，肺热咳嗽，跌打损伤等。

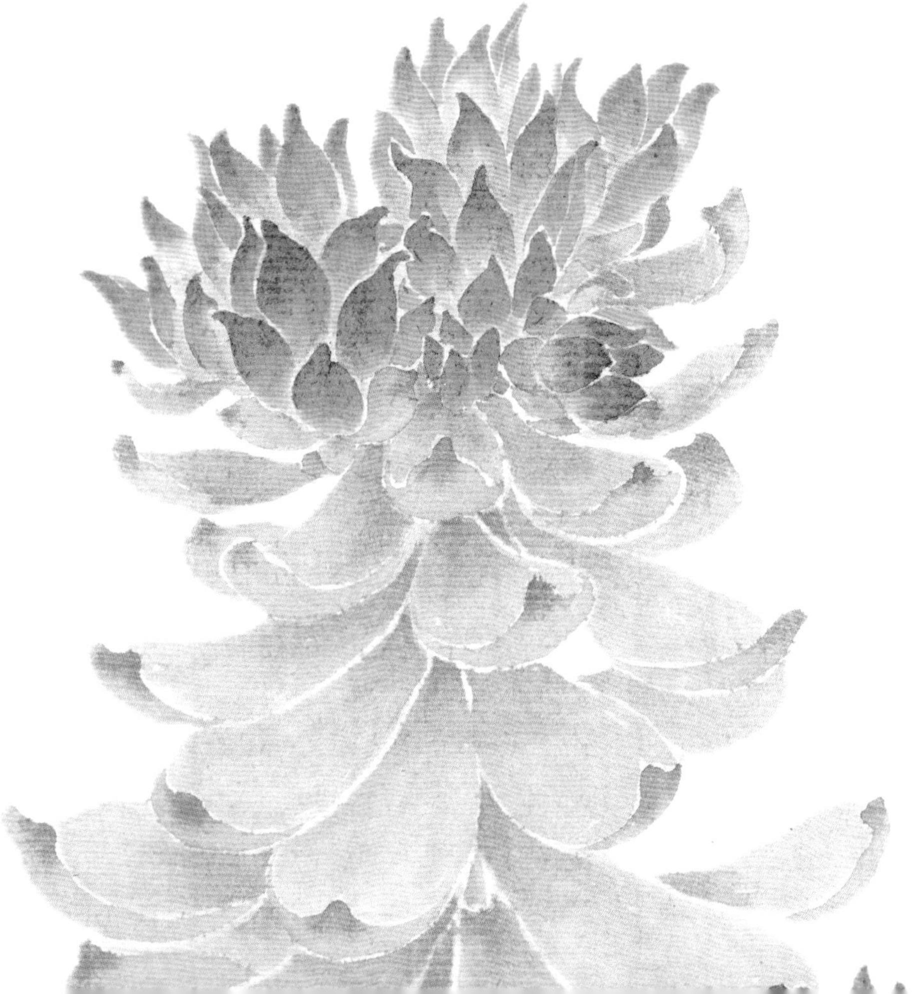

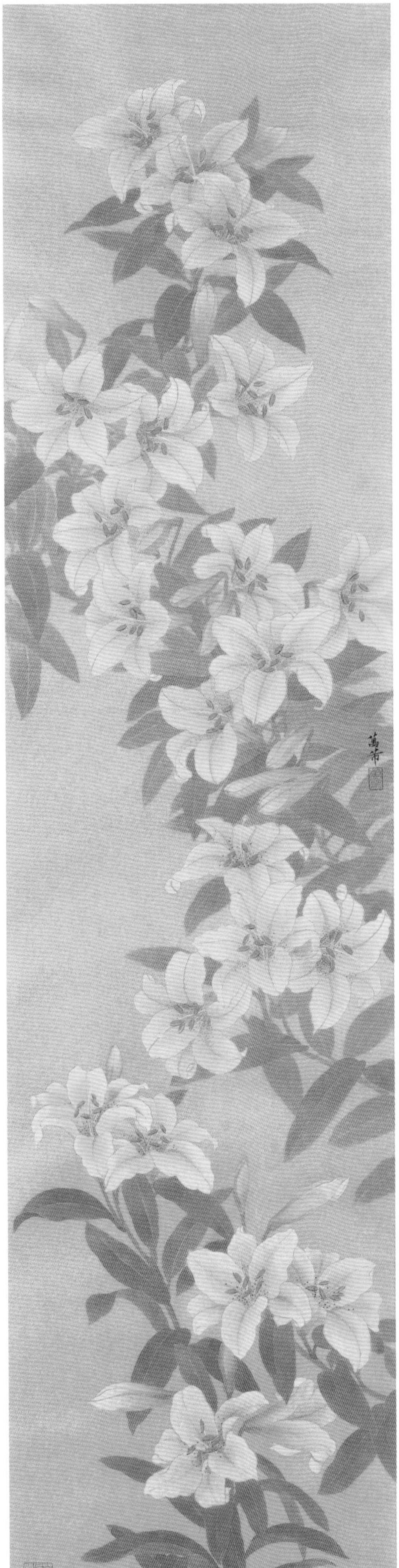

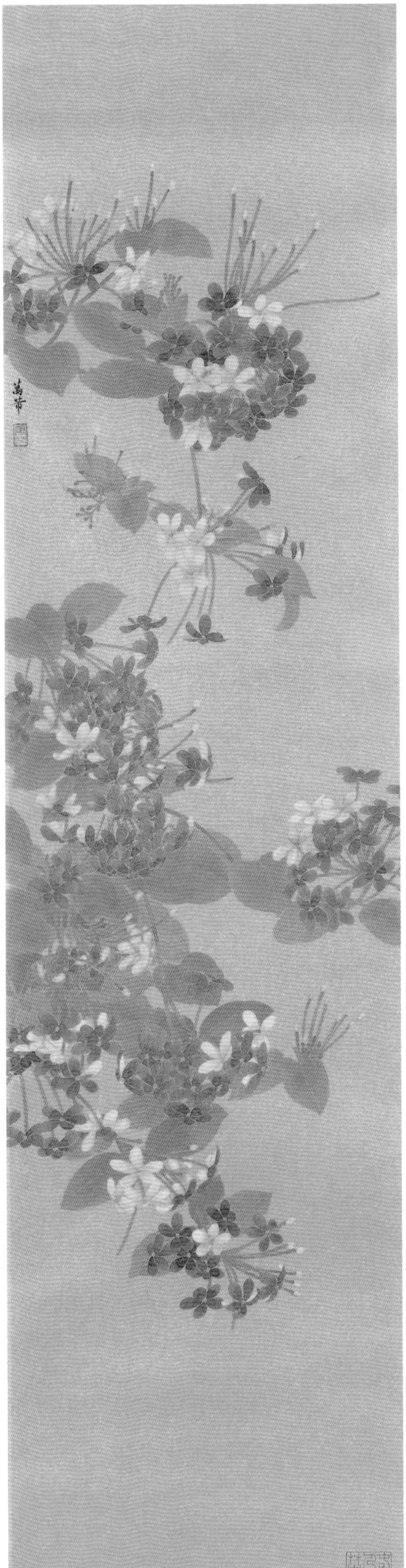

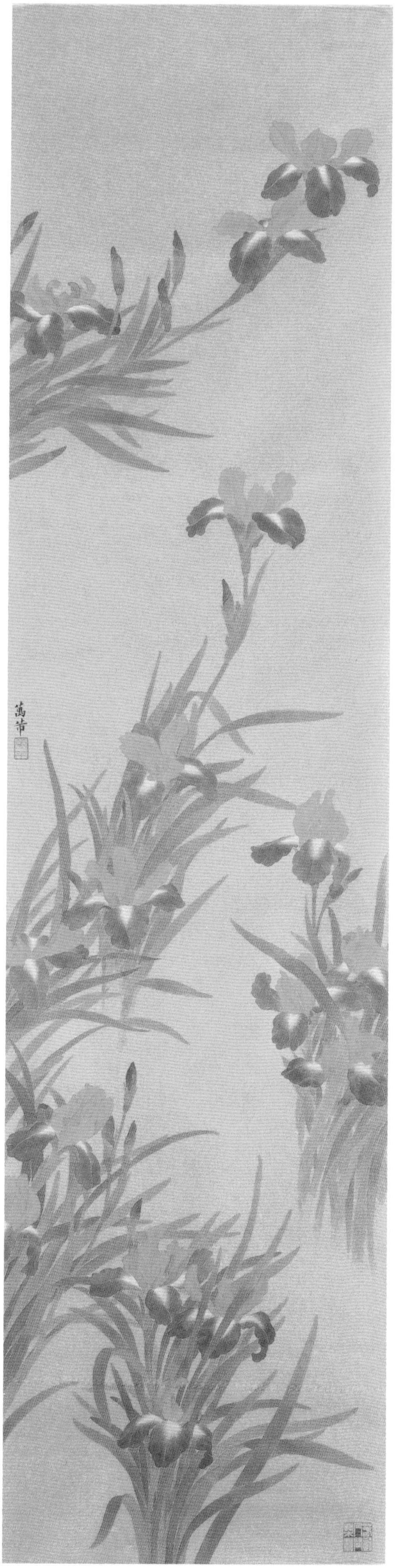

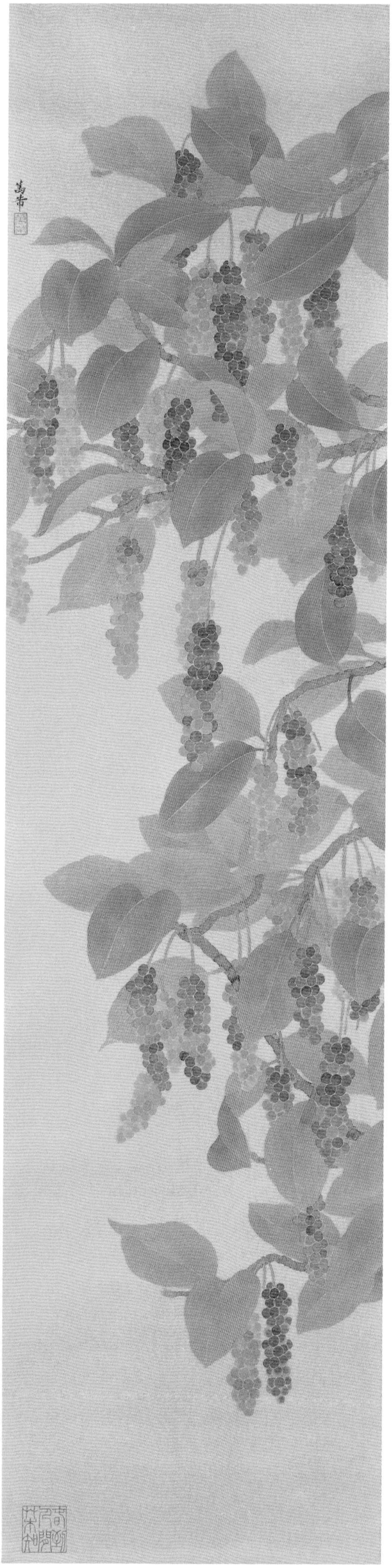

参考书目

1.《本草纲目》，明，李时珍著，中国档案出版社，1999年。
2.《大不列颠百科全书》（国际中文版，20册），中国大百科全书出版社，2000年。
3.《中药大辞典》，南京中医药大学编，上海科学技术出版社，2006年。
4.《中医大辞典》（第2版），李经纬等主编，人民卫生出版社，2005年。
5.《辞海（第七版）缩印本》，辞海编辑委员编纂，上海辞书出版社，2022年。
6.《简明中医辞典》，李经纬、王振瑞主编，中国中医药出版社，2018年。

（本书文字由费滨海编撰）

附录（作品）

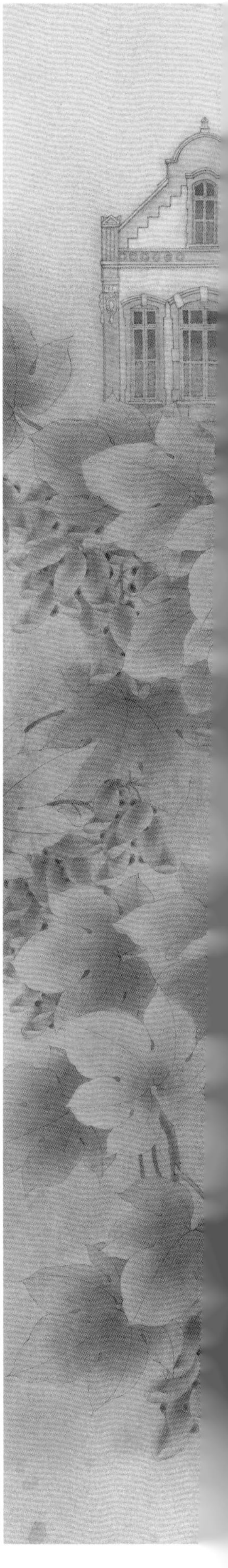

南洋公学（捐赠上海交通大学博物馆）

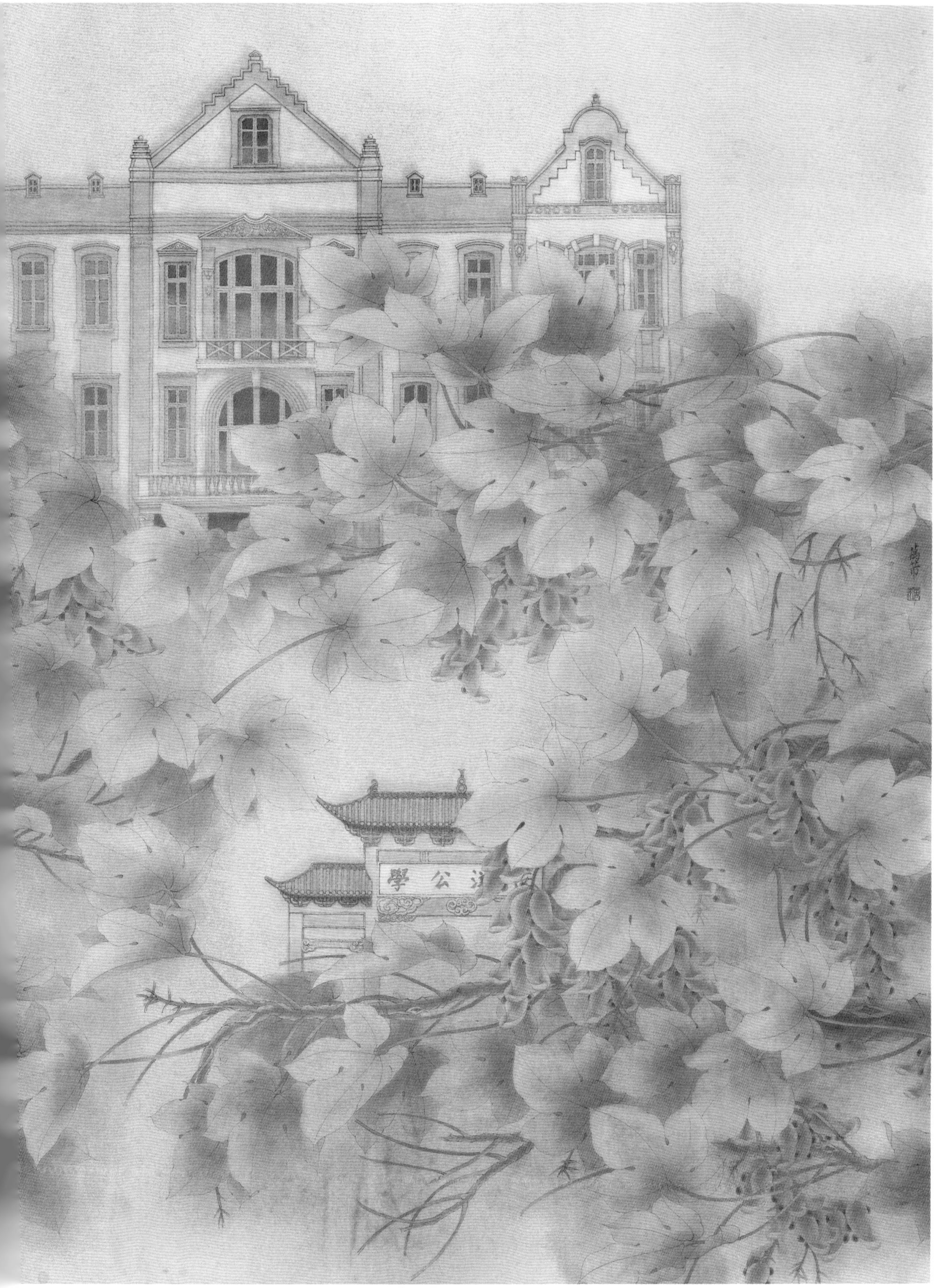
公學

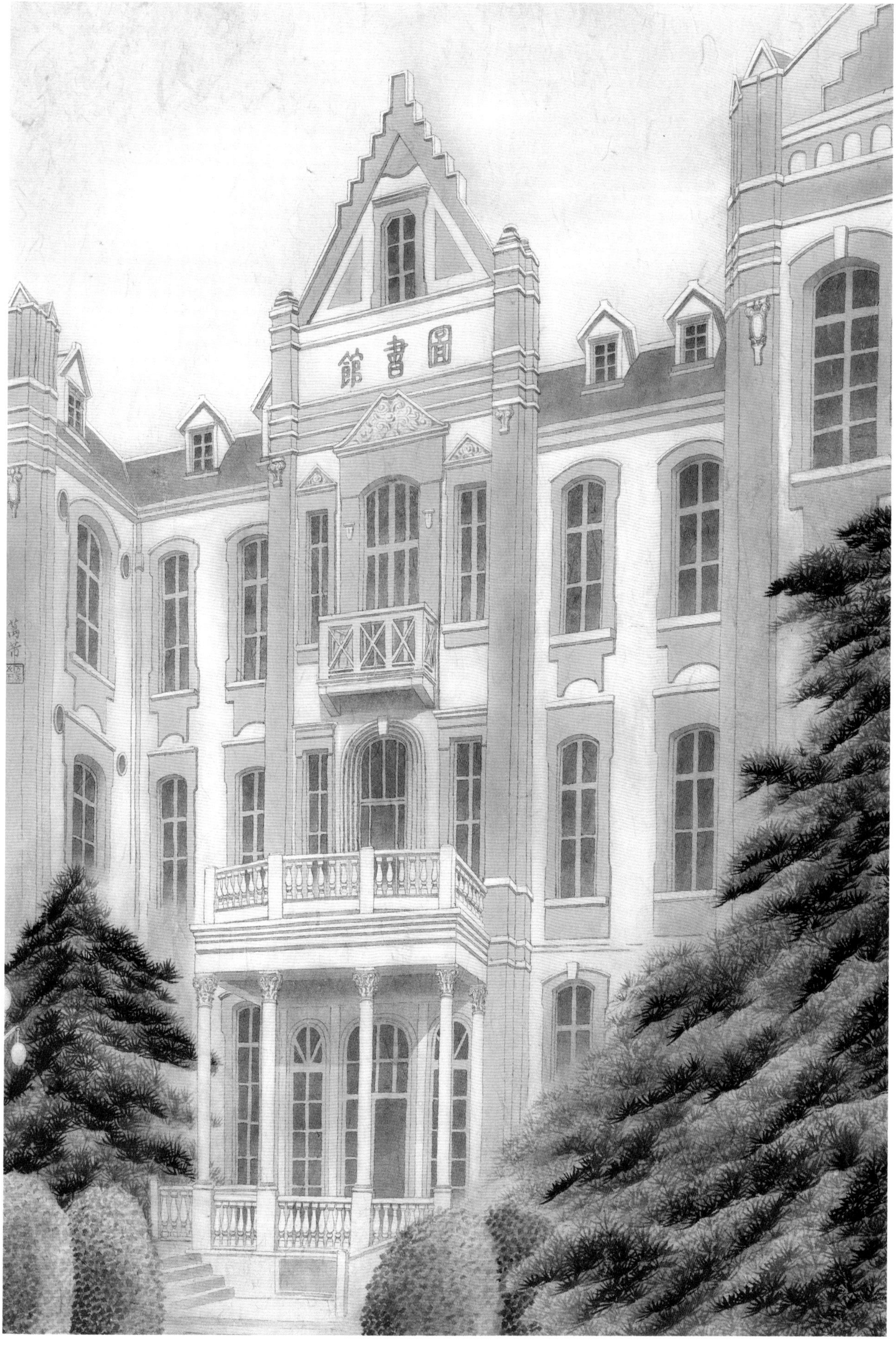

上海交通大学图书馆（捐赠上海交通大学博物馆）

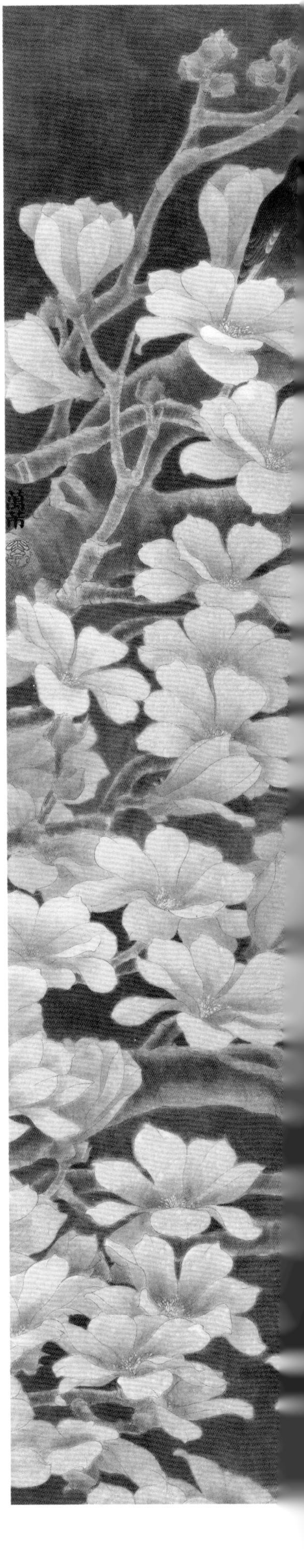

花开满故枝

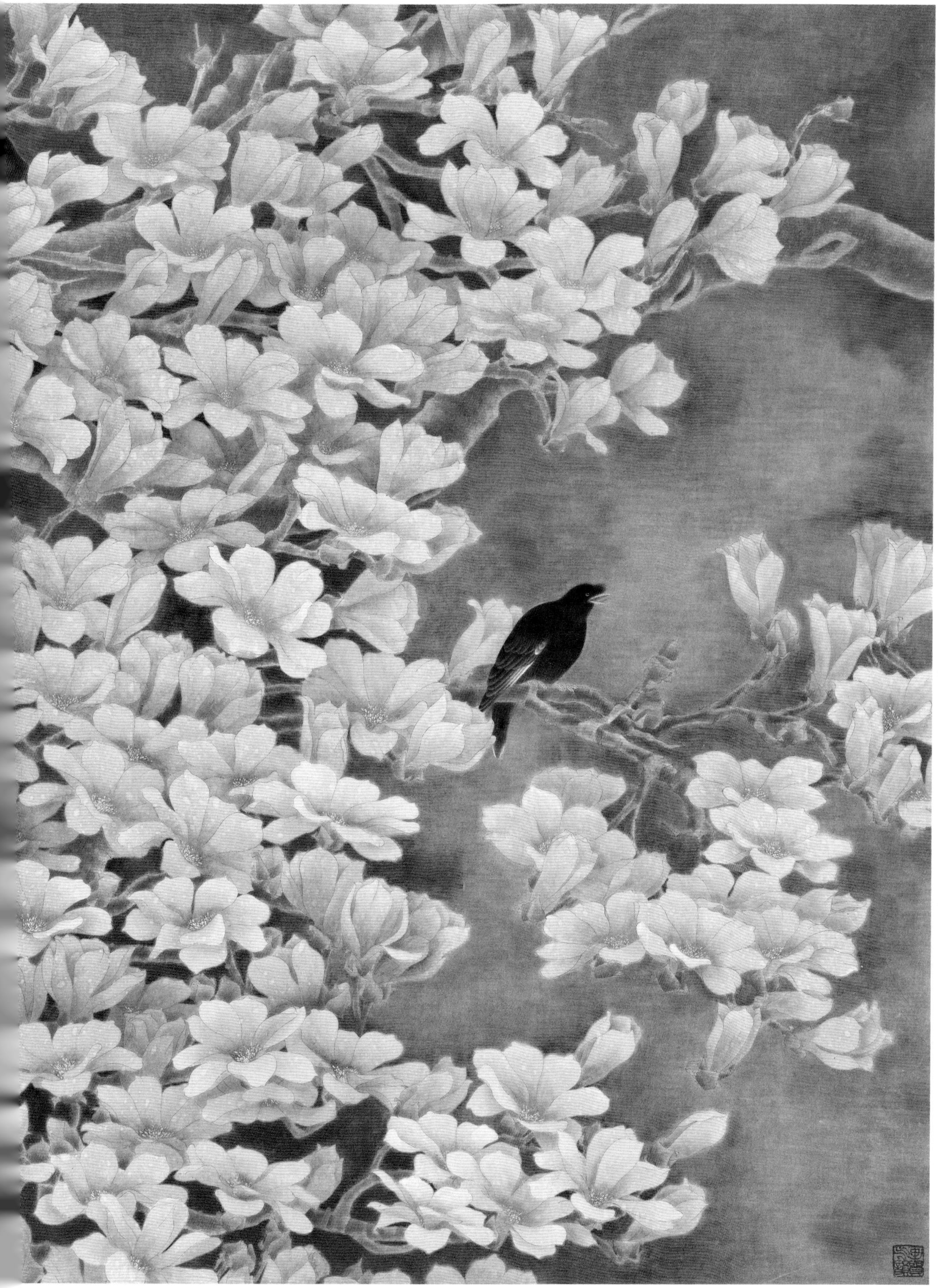

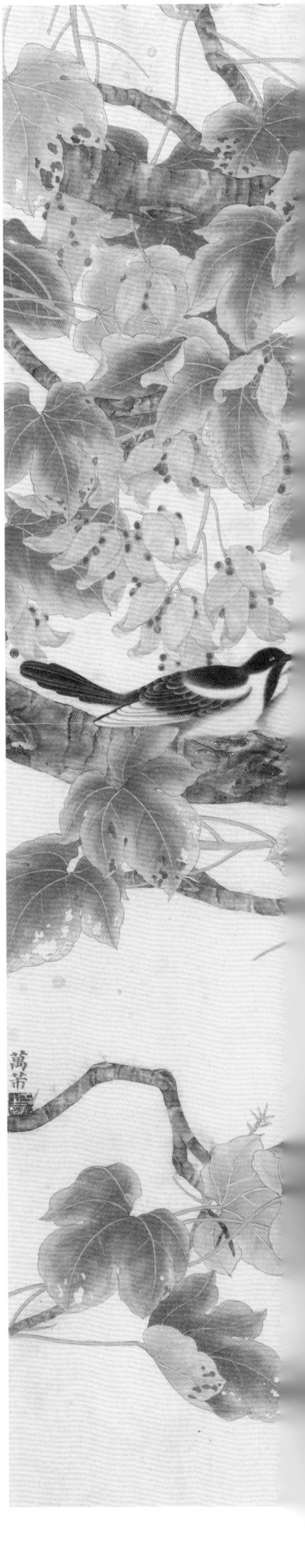

木叶动秋声

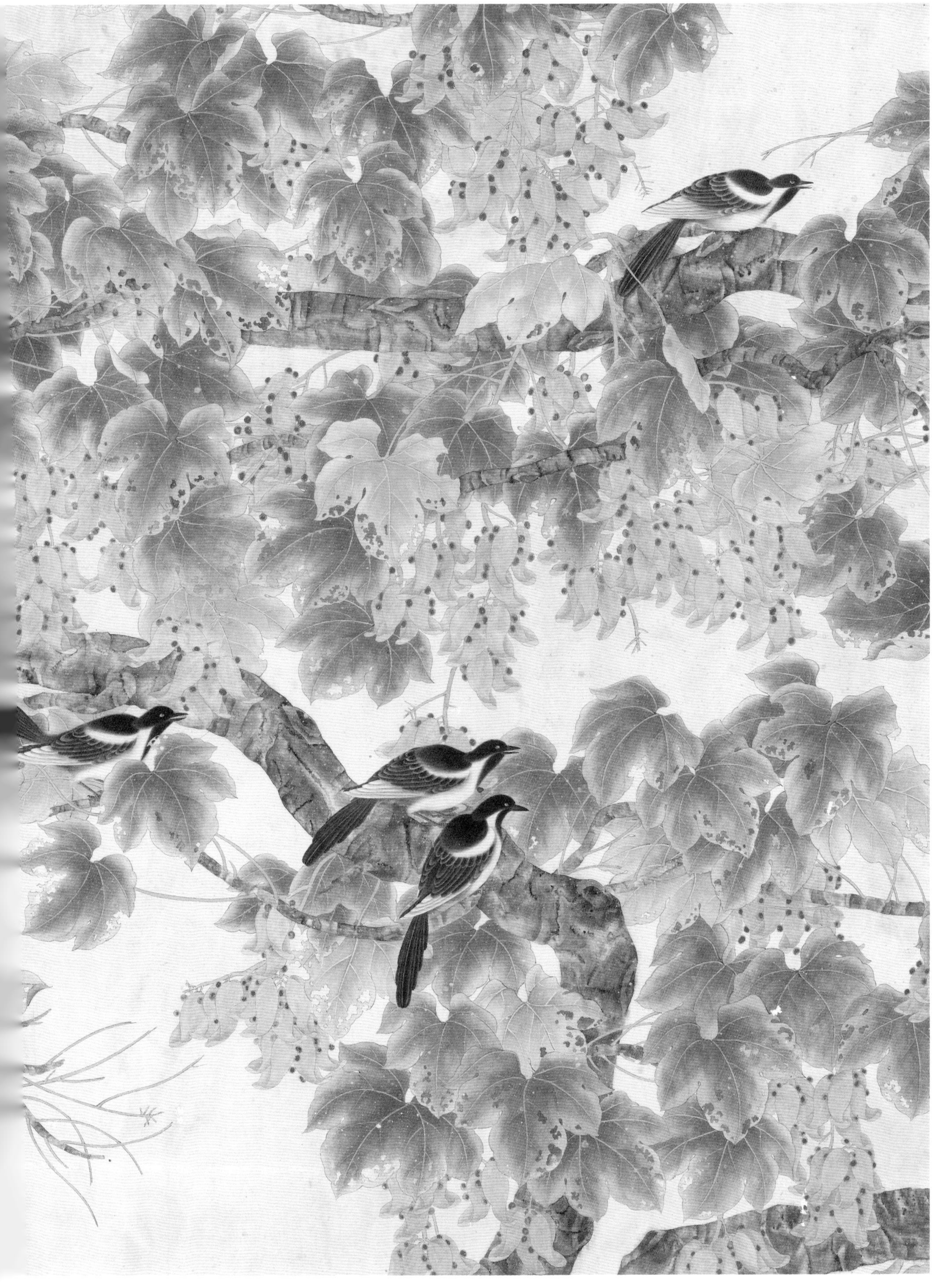

万芾简介

万芾，女，1959年12月生于四川成都。1987年毕业于浙江美术学院（现中国美术学院）装潢设计系。1997年毕业于华东师范大学美术教育系并获学士学位。现任上海工艺美术职业学院教授、上海大学兼职教授；上海中国画院画师、上海市文史研究馆馆员、上海美术家协会理事、上海民进开明画院副院长。

出版著作：

《工笔花鸟画技法与创作》（上海书店出版社，2001年）

《上海美术家画库——万芾》（上海画报出版社，2005年）

《大学通用花鸟画教程》（上海人民美术出版社，2009年）

《白描花卉写生100例》（上海人民美术出版社，2013年）

《百花百鸟工笔画谱》（上海人民美术出版社，2022年）

办展：

2013年谛听天籁——万芾花鸟画个展（上海中国画院）

2021年花开中国梦·喜迎第十届中国花博会——百花百鸟万芾当代工笔花鸟画展（刘海粟美术馆）

2022年谛听天籁——万芾当代工笔花鸟画展（上海宝山国际民间艺术博物馆）

2023年春到人间草木知——万芾绘画作品展(上海交通大学程及美术馆)

裘国强简介

裘国强，男，1957 年生，宁波慈溪人。毕业于上海工艺美术学校。师从钱君匋。现为中国书法家协会会员、上海书法家协会会员、海上印社社员、上海书画院画师。

后记

从学生时代到教书育人，五十多年转眼间就过去了，我特别喜欢从事的只是一件事：绘画。这些年我画过人物，画过山水，当然画的最多的还是花鸟。

我与上海交通大学结缘是缘于许多年前我受邀先后创作了《南洋公学》和《上海交通大学图书馆》两幅画。记得当时为了寻找创作灵感，我曾多次来到坐落于华山路上的上海交通大学，和一群又一群还略带稚气的学子们一起踩着飘落一地的秋叶漫步在校园中，那是一个多么令人怀念的时代啊！《南洋公学》和《上海交通大学图书馆》两幅作品展览出版后，一直存放在家中，竟一度被我遗忘了。直到有一天与上海交通大学档案文博管理中心张凯主任结识，方又想起了这两幅作品。在此要感谢张凯主任代表上海交通大学博物馆欣然接受了我的捐赠，这无疑是《南洋公学》和《上海交通大学图书馆》两幅画最好的归宿。之后张凯主任邀请我在上海交通大学程及美术馆举办画展，在他和费滨海先生、丁东锋副主任的鼓励策划下，我终于顺利完成了一组由三十幅药用植物系列作品构成的主题绘画作品。创作期间我也经历了从新冠感染到康复的难忘过程，也因而对药用植物有了更为深切的感性认知。在《春到人间草木知——万芾绘画作品集》即将付梓之际，我要特别感谢上海交通大学档案文博管理中心张凯主任、丁东锋副主任、许天老师、钟诸俍老师；程及美术馆徐骞老师、孔芮老师，药学院邱明丰教授等；上海交通大学出版社社长陈华栋先生、责任编辑彭亚星女士；上海雅昌印刷有限公司徐千惠女士以及为三十幅药用植物篆刻名章的裘国强先生和为本书装帧设计的孙豫苏女士。与其说这本书是我个人努力的结果，不如说是我们大家共同努力的结果。再次感谢所有关心本书出版并给予帮助的人们！

万芾

2023 年 3 月